Axel Gutjahr

Die Heilkraft des Waldes

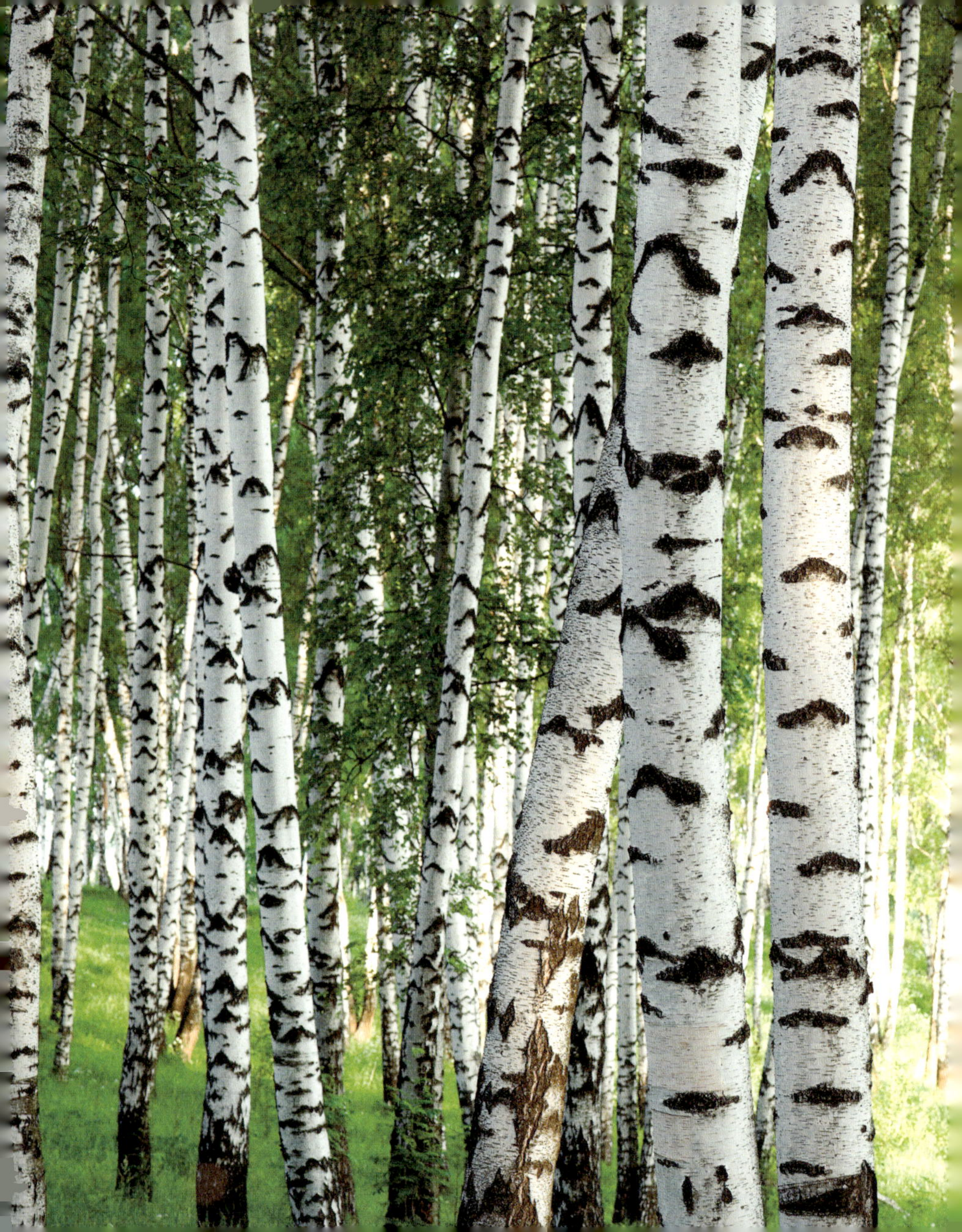

Axel Gutjahr

Die Heilkraft des
Waldes

- Vitalisierend
- Wundheilungsfördernd
- Immunstärkend

HERBiG | *Hausapotheke*

Wichtige Hinweise
Die Wissenschaft ist ständig im Fluss. Die vorliegenden Informationen beruhen auf gründlicher Recherche des Autors. Ziel des Buches ist es, die modernen Erkenntnisse der Ernährungsmedizin aufzuzeigen, wobei die Betreuung durch einen Therapeuten hiermit nicht ersetzt werden soll. Alle Empfehlungen und Informationen sind von Autor und Verlag sorgfältig geprüft, dennoch kann keine Garantie übernommen werden. Jegliche Haftung des Autors bzw. des Verlages und seiner Beauftragten für Gesundheitsschäden sowie Personen-, Sach- oder Vermögensschäden ist ausgeschlossen.
Für die Angaben zu den aufgeführten Produkten kann weder seitens des Autors noch seitens des Verlages eine Gewähr übernommen werden. Der Leser sollte in jedem Fall seinen Therapeuten um Rat fragen, verordnete Medikamente nicht eigenmächtig absetzen und die Anwendung der hier genannten Präparate auf seinen speziellen Bedarfsfall vom betreuenden Therapeuten prüfen lassen.

FSC www.fsc.org
MIX
Papier aus verantwortungsvollen Quellen
FSC® C084279

Besuchen Sie uns im Internet unter:
www.herbig-verlag.de

Umschlaggestaltung: Wolfgang Heinzel
Coverfoto: Shutterstock
Lektorat und Bildredaktion: Désirée Schoen
Satz: Buch-Werkstatt GmbH, Bad Aibling
Gesetzt aus der 9,5/13,5 Utopia
Druck und Binden: Finidr s.r.o.
Printed in EU
ISBN: 978-3-7766-2739-8

Inhalt

Vorwort

Wenn von Heilmitteln die Rede ist, die in der Volksmedizin verwendet werden oder zum Inventar klassischer Hausapotheken gehören, denken viele Menschen sofort an getrocknete Kamillen-, Ringelblumen-, Huflattich- und Holunderblüten sowie an Hagebutten als Früchte der Hundsrose. Die beiden letztgenannten Heilmittel stammen von Gehölzen, die häufig in Parkanlagen, an Straßenrändern, auf Wiesen und Weiden sowie in Laub- und Mischwäldern wachsen.

Neben den Blüten beziehungsweise Früchten des Holunders und der Hundsrose kommen in den Wäldern noch weitere Gehölze vor, von denen sich Teile für medizinische und/oder kosmetische Zwecke verwenden lassen. Oftmals sind dabei die Grenzen zwischen den einzelnen Verwendungszwecken fließend.

In vielen Fällen werden die von den Gehölzen stammenden Teile vor der Verwendung noch veredelt, indem man diese beispielsweise in Salben, Tees, Tinkturen, Badezusätze, Öle und Umschläge integriert oder Liköre damit ansetzt.

Der Vorteil derartiger Heilmittel und Kosmetika liegt klar auf der Hand – sie bestehen entweder komplett oder zumindest zu einem hohen Anteil aus gänzlich naturbelassenen Ingredienzien. Gleichzeitig brauchen sich viele dieser Mittel aus der Hausapotheke hinsichtlich ihrer Wirkung nicht hinter synthetisch hergestellten Medikamenten »zu verstecken«. Im Gegenteil, oftmals lassen sich mit solchen Hausmitteln, die überdies zumeist problemlos vom Körper vertragen werden, sogar bessere Erfolge erzielen.

Die in diesem Buch vorgestellten Heilrezepte sind einfach herzustellen und decken die häufigsten Krankheiten und Beschwerden ab. Und dass sich Genuss und Gesundheit nicht ausschließen, beweisen die kulinarischen Rezepte am Ende des Buches.

In diesem Sinne wünsche ich Ihnen, liebe Leserinnen und Leser, stets gute Gesundheit beziehungsweise rasche und nachhaltige Heilerfolge, wann immer Sie Mittel einsetzen, in denen die Heilkraft des Waldes enthalten ist.

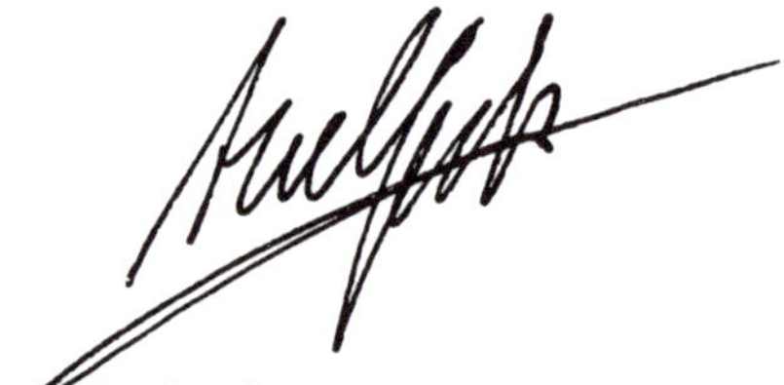

Stadtroda, Januar 2014

Der Wald – mehr als nur Holzlieferant und Wasserspeicher

Wälder hatten schon vor Hunderttausenden von Jahren eine große Bedeutung für die Menschen und daran hat sich bis heute nichts geändert. So liefern sie uns nach wie vor Nahrung, Rohstoffe und Brennmaterial. Doch damit nicht genug. Seit uralten Zeiten sammeln die Menschen in den Wäldern auch Kräuter, Blätter, Blüten, Früchte und Rinden, welche sie zur Heilung von Krankheiten sowie zur Behandlung von Wunden nutzen. Dabei stammen die noch heute in der Volks- und Hausmedizin häufig verwendeten Blätter, Früchte und Rinden oftmals von Gehölzen, also von Bäumen und Sträuchern.

Wie sich Kräuter, Sträucher und Bäume unterscheiden

Der wesentliche Unterschied zwischen Sträuchern und Bäumen besteht darin, dass Letztere immer einen deutlich erkennbaren Stamm aufweisen. Allerdings gibt es auch Gehölzarten, stellvertretend sei der Schwarze Holunder *(Sambucus nigra)* genannt, die sowohl eine strauch- als auch baumförmige Gestalt haben können.

Das wichtigste Kriterium, anhand dessen sich Bäume und Sträucher (also Gehölze) von den Kräutern abgrenzen lassen, sind ihre verholzten Zweige und Äste.

Das Sammeln der Blätter von Gehölzen sollte vorzugsweise vom Spätfrühling bis zum Frühsommer erfolgen. Während dieser Zeit sind die Blätter nicht nur jung und zart, sondern enthalten auch einen besonders hohen Anteil an medizinisch beziehungsweise kosmetisch wertvollen Inhaltsstoffen. Ähnlich verhält es sich mit den Blüten. Nachdem sie komplett aufgeblüht sind, ist der beste Zeitpunkt für ihre Ernte.
Dagegen sollte man mit dem Pflücken von Früchten, wie etwa Hagebutten oder Ebereschenbeeren, immer so lange warten, bis diese die Vollreife erreicht haben. Die Früchte weisen dann nicht nur einen besonders hohen Gehalt an wertvollen Inhaltsstoffen auf, sondern haben zu diesem Zeitpunkt auch den besten Geschmack.
Zum Therapieren mancher Erkrankungen kommen auch Rinden zum Einsatz. Rein botanisch handelt es sich bei der Rinde um alle Pflanzenteile, die sich außerhalb des Zentralzylinders eines Gehölzes (d.h. des innersten Teils von Sprossachse und Wurzeln) befinden. Dagegen versteht man sowohl umgangssprachlich als auch in der Volksmedizin unter Rinde das korkähnliche Abschlussgewebe, welches botanisch als Borke bezeichnet wird und die Stämme, Äste sowie Zweige ummantelt. Als Sammelgut eignet sich die Borke von Zweigen und jungen Ästen wesentlich besser als diejenige, die sich an alten Baumstämmen befindet.

Man findet im Wald aber nicht nur zahlreiche Pflanzen, die bei körperlichen Erkrankungen und Gebrechen helfen, sondern dieser kann auch sehr positiv auf die Psyche wirken. So tragen unter anderem die schöne Natur, die weitgehende Ruhe, die oft nur von Vogelgezwitscher oder dem Trommeln eines Spechts unterbrochen wird, und die gesunde Luft zur Stressreduktion

2 Schon ein Spaziergang im Wald kann Medizin sein.

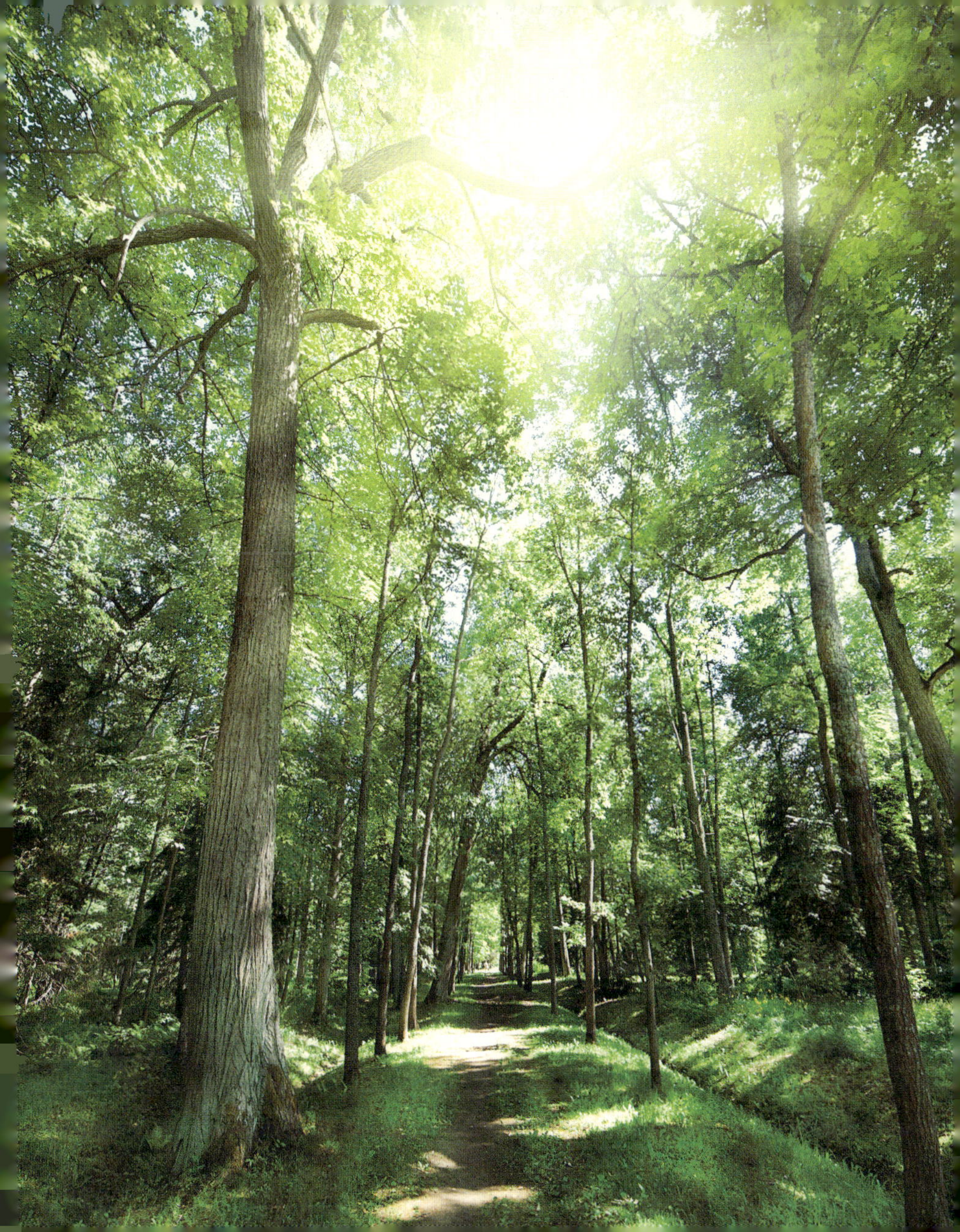

bei. An warmen Sommertagen spendet der Wald angenehmen Schatten und außerdem ist an vielen Stellen eine wohltuende Kühle vorhanden, die belebend und erfrischend auf den Körper wirkt.
Auch im Herbst und Winter lädt der Wald zu reizvollen Spaziergängen ein. Schon die Bewegung in der klaren Herbst- und Winterluft wirkt sich förderlich auf Körper und Kreislauf aus. Gleichzeitig lässt sich der Wald auch zu diesen Jahreszeiten mit allen Sinnen genießen.
Für dieses bewusste Genießen der Schönheit der Natur sollte man sich möglichst viel Zeit nehmen. Das ist »indirekte« Medizin, die nichts kostet und nicht einmal bitter schmeckt. Sie hilft uns aber zu entspannen und lässt Körper und Geist neue Energie tanken.

Die Bedeutung von Gehölzen in der Heilkunde vergangener Jahrhunderte

Zahlreiche Baum- und Straucharten, die im Wald vorkommen, spielten in der Religion früherer Völker, wie etwa der Germanen, Kelten, Slawen, Griechen und Römer, eine wichtige Rolle. So galten viele Bäume als Sitze oder zumindest als Symbole von Göttern und Geistern. Beispielsweise verehrten die alten Griechen die Linde als den Baum der Liebesgöttin Aphrodite, während die Germanen sie der Göttin Freya geweiht hatten. Ähnlich verhielt es sich mit der auch als Vogelbeere bezeichneten Eberesche, welche die Germanen als einen heiligen Baum ihres Kriegsgottes Thor ansahen.

Bei fast allen alten Völkern bestanden die Aufgaben der Priester, Druiden und Schamanen auch darin, neben der Durchführung religiöser Kulthandlungen auch Krankheiten zu behandeln. Dabei wurden oftmals nicht nur die Götter oder Geister mit Zaubersprüchen und Gebeten um Hilfe angerufen, sondern auch Pflanzen mit zur Therapie eingesetzt. Weil die Priester, Druiden und Schamanen jedoch anfangs nur sehr geringe medizinische oder pharmazeutische Kenntnisse besaßen, setzten sie einen Großteil der Pflanzen lediglich nach Gutdünken ein. Verständlicherweise führten derartige Behandlungsmethoden oftmals nicht zu den erhofften Erfolgen. Gleichzeitig registrierte man aber auch, mit welchen Pflanzen sich die einzelnen Krankheiten vorteilhaft behandeln ließen. Diese Pflanzen wurden in der Folgezeit nicht nur häufiger genutzt, sondern das dabei erworbene Wissen auch an die nachfolgenden Generationen weitergegeben.

In der griechischen Antike entwickelte sich allmählich die Berufskaste der

Ärzte. Diese nutzten vielfach die bekannten Heilkräfte der Pflanzen zur Behandlung von Erkrankungen. Beispielsweise ist aus den Überlieferungen des im 4. Jahrhundert vor Christus lebenden Theophrastos von Eresos bekannt, dass dieser zur Senkung von Fieber bereits die Rinde von Weiden empfahl. Auch die mittelalterlichen Ärzte Paracelsus und Hieronymus Bock schätzten Weidenrinde sehr. In ihren Aufzeichnungen findet man Hinweise, dass sie diese ebenfalls als fiebersenkendes Mittel sowie bei der Behandlung von Warzen und Hühneraugen einsetzten.

Eichenrinde gehört seit mehr als 2000 Jahren zu den erprobten Heilmitteln. Unter anderen empfahl Dioscurides, der nicht nur zu den berühmtesten Pharmakologen des Altertums zählt, sondern als Militärarzt auch den römischen Kaisern Claudius und Nero diente, die äußerliche Anwendung von Eichenrinde. Des Weiteren wird in den Schriften von Dioscurides, genau wie in denen von Plinius, die Hundsrose als ein Heilmittel erwähnt, das zum Therapieren verschiedener Leiden zum Einsatz kam. Auch in der alten arabischen Medizin kamen unterschiedliche Rosenarten sehr häufig zur Anwendung. Ebenso findet man in mittelalterlichen Kräuterbüchern zahlreiche Passagen, die bei Augenerkrankungen Rosenwasser empfehlen.

Die Äbtissin Hildegard von Bingen, die von 1089–1179 lebte und als eine der berühmtesten Heilkundigen ihrer Zeit galt, setzte unter anderem die Heidelbeere bei ihren Behandlungen ein. Hinweise zur Verwendung dieser Pflanze sind auch im »Kreütterbuch« von Hieronymus Bock enthalten, das empfiehlt, diese Früchte bei Magenerkrankungen und Lungenbeschwerden zu verabreichen.

Nach gegenwärtigem Kenntnisstand war Jacob Theodor, genannt Tabernaemontanus, einer der Ersten, der in seinen spätmittelalterlichen Aufzeich-

nungen rät, Lindenblüten gegen Bauchschmerzen und Darmerkrankungen einzusetzen.
In den Kräuterbüchern des Mittelalters fand auch die Fichte viel Beachtung, wenngleich die daraus hergestellten Heilmittel und Anwendungen aus heutiger Sicht nicht sonderlich Erfolg versprechend waren. So versuchte man beispielsweise mit dem Sud von gekochten Fichtenzapfen Warzen zu beseitigen und mit Fichtenharz Steinleiden, Hüftschmerzen und Wunden zu kurieren. Wesentlich fundierter sind dagegen schon die Ratschläge des Pfarrers Sebastian Kneipp (1821–1897), der als Hydrotherapeut wirkte. Er empfahl, Tee aus den Knospen von Tannen als Mittel gegen Husten sowie bei Verschleimungen der Lunge. Kneipp bediente sich auch der Eichenrinde, deren Extrakt er beispielsweise für Sitzbäder anwendete. Ebenso schätzte Kneipp die Hagebutten, die Früchte der Hundsrose, sehr.
Nicht alle Gehölze, von denen in der gegenwärtigen Volksmedizin Pflanzenteile zum Einsatz kommen, weisen als Heilmittel eine jahrhundertealte Tradition auf. Zu den in der Volksmedizin noch relativ jungen Gehölzen gehört beispielsweise der Weißdorn. Allerdings hat man dessen Früchte in früheren Jahrhunderten oft unbewusst als vorbeugendes Heilmittel eingesetzt, denn sie galten als »Arme-Leute-Obst«. In Notzeiten stellte man aus ihnen oft ein marmeladenähnliches Mus her. Gelegentlich wurden die Weißdornfrüchte auch getrocknet und anschließend zum Strecken von Mehl verwendet.

Wichtige Anwendungen von Gehölzen in der Hausmedizin und Kosmetik

Tees und Teemischungen

Ganz streng genommen, handelt es sich nur bei der Flüssigkeit um Tee, die entsteht, wenn mit heißem Wasser die frischen oder getrockneten Blätter des Teestrauchs *(Camellia sinensis)* übergossen werden. Gibt man stattdessen heißes Wasser beispielsweise über Birkenblätter, erhält man einen Aufguss. Allerdings hat sich nicht nur umgangssprachlich, sondern auch auf den entsprechenden Verpackungen von Apotheken und Supermärkten durchgesetzt, die Kräuter für derartige Aufgüsse ebenfalls als Tees zu bezeichnen. Deshalb möchte auch dieses Buch daran festhalten.

Bei den Tees wird zwischen Sorten unterschieden, die aus einer oder mehreren Komponenten bestehen. Ein Beispiel für eine Teesorte aus einer Komponente wäre der reine Lindenblütentee. Fügt man dagegen beispielsweise als Komponenten 20 g Zitronenmelisseblätter, 20 g Brombeerblätter und 15 g Lavendelblüten zusammen, entsteht eine Teemischung, die sich als Mittel gegen nervöse Erschöpfungen, allgemeine Schwächezustände und Müdigkeit bewährt hat.

Vorzugsweise sollte man immer bestrebt sein, Tees oder Teemischungen aus Bestandteilen herzustellen, die erst kurz zuvor gepflückt wurden. Allerdings ist das bei vielen Pflanzen nur im Frühjahr und/oder Sommer möglich. Um aber auch während der kalten Jahreszeit stets über einen genügend großen Teevorrat zu verfügen, ist es deshalb oft unumgänglich, die betreffenden Blüten, Blätter und Früchte zu konservieren. Eine der bekanntesten Formen der Konservierung ist die Trocknung. Zu diesem Zweck breitet man das Sammelgut in sehr dünnen Schichten auf einem Gazerahmen aus. Durch diesen gelangt die Luft gleichmäßig von allen Seiten an das Sammelgut, wodurch der Trocknungsprozess beschleunigt wird. Eine schnelle Trocknung ist wichtig, um die Verluste an ätherischen Ölen im Sammelgut so gering wie möglich zu halten. Während der Trocknung platziert man den Gazerahmen am besten an einem schattigen Ort, an dem die Umgebungstemperatur 22–35 °C beträgt. Falls kein Gazerahmen zur Verfügung steht, kann das Sammelgut zum Trocknen auch auf Butterbrotpapier ausgebreitet werden. Nachdem es völlig trocken ist, gibt man es in verschließbare Gefäße aus Keramik, Steingut oder Glas und versieht diese mit einem kleinen Etikett. Die anschließende Aufbewahrung dieser Gefäße sollte vorzugsweise in einem trockenen, kühlen dunklen Raum erfolgen.

Manche Tees beziehungsweise Teemischungen lassen sich auch gut im frischen Zustand einfrieren. Dabei hat es sich als günstig erwiesen, das Sammelgut in bedarfsgerechte Portionen zu teilen und diese entweder in Gefrierfolie einzuwickeln oder in kleine Gefrierbeutel zu geben. Die eingefrorenen Teeportionen braucht man bei der späteren Verwendung nicht erst aufzutauen, sondern kann sofort kochendes Wasser darübergießen. Diese Zubereitungsvariante birgt zwei Vorteile: Durch den Verzicht auf die Auftauphase gehen zum einen keine weiteren ätherischen Öle sowie Aromen verloren und zum anderen ist der frisch zubereitete Tee nicht ganz so heiß und kann deshalb eher getrunken werden.

Tinkturen

Zu den Heilmitteln, die des Öfteren für die Hausapotheke selbst hergestellt werden, gehören auch Tinkturen. Dabei handelt es sich um flüssige Auszüge, deren Herstellung aus getrockneten oder frischen Pflanzenteilen erfolgt. Als Extraktionsmittel nutzt man vorzugsweise Ethanol, auch als Ethylalkohol oder umgangssprachlich nur als Alkohol bezeichnet.
Dient zur Herstellung nur eine Pflanzenart als Ausgangstoff, spricht man von einer einfachen Tinktur, deren wissenschaftlicher Fachbegriff »Tinctura simplex« lautet. Werden dagegen zwei oder mehr Ausgangsstoffe verwendet, handelt es sich um eine zusammengesetzte Tinktur, wissenschaftlich als »Tinctura composita« bezeichnet.
Falls man kein höherprozentiges Ethanol verwenden möchte, lässt sich eine Tinktur auch mit einem klaren, nicht aromatisierten Schnaps wie etwa Doppelkorn oder Wodka herstellen. Allerdings sollte man dann beachten, dass bei Verwendung von frischen, saftigen Pflanzenteilen der Alkoholgehalt in der Tinktur stark sinkt und diese deshalb nicht allzu lange Zeit haltbar ist.

Das Ansetzen einer Tinktur geht denkbar einfach vonstatten: Man benötigt nur ein Glas mit Schraubdeckel, in welches die sauberen Pflanzenteile gegeben werden. Anschließend füllt man das Glas bis knapp unter den Rand mit dem Ethanol, schraubt den Deckel darauf und stellt es an einen warmen Ort. Nach 2–8 Wochen, in denen sich der Alkohol durch die austretenden pflanzlichen Substanzen verfärbt, ist die Tinktur fast fertig. Danach muss man nur noch den gesamten Ansatz durch eine Kaffeefiltertüte gießen und die aufgefangene Flüssigkeit in dunkle, verschließbare Flaschen füllen. Die Flaschen sollten mit einem Etikett versehen werden, das Informationen zum Inhalt und Datum der Herstellung enthält. Anschließend werden die Flaschen an einem möglichst kühlen dunklen Ort aufbewahrt.

Liköre

In Bezug auf ihre chemische Zusammensetzung ähneln sich selbst hergestellte Liköre und Tinkturen. Der wesentlichste Unterschied zwischen diesen beiden alkoholhaltigen Flüssigkeiten besteht darin, dass der Likör einen relativ hohen Zuckergehalt von mindestens 100 g pro Liter aufweist.

Likörherstellung – das Know-how eines Kreuzfahrers
Die »Geburtsstunde« der Liköre schlug vor mehr als 700 Jahren. Zu jener Zeit hatte Arnaldo von Villanova, der später als Rektor der Medizinischen Fakultät von Montpellier fungierte, an einem Kreuzzug teilgenommen und dabei die Technik des Destillierens kennengelernt. In das hergestellte Ethanol legte Villanova vor allem Heilpflanzen ein, um deren Inhalts- beziehungsweise Wirkstoffe herauszulösen. Anschließend fügte er Honig zur Geschmacksverbesserung hinzu.
Der Likör begann also seine »Karriere« als Heilmittel, das lange Zeit nur in Apotheken und Klöstern erhältlich war. Später wurde diese Spirituose auch als Genussmittel sowie als Luxusartikel »entdeckt« – und ist es bis heute geblieben. Allerdings schließt diese Tatsache nicht

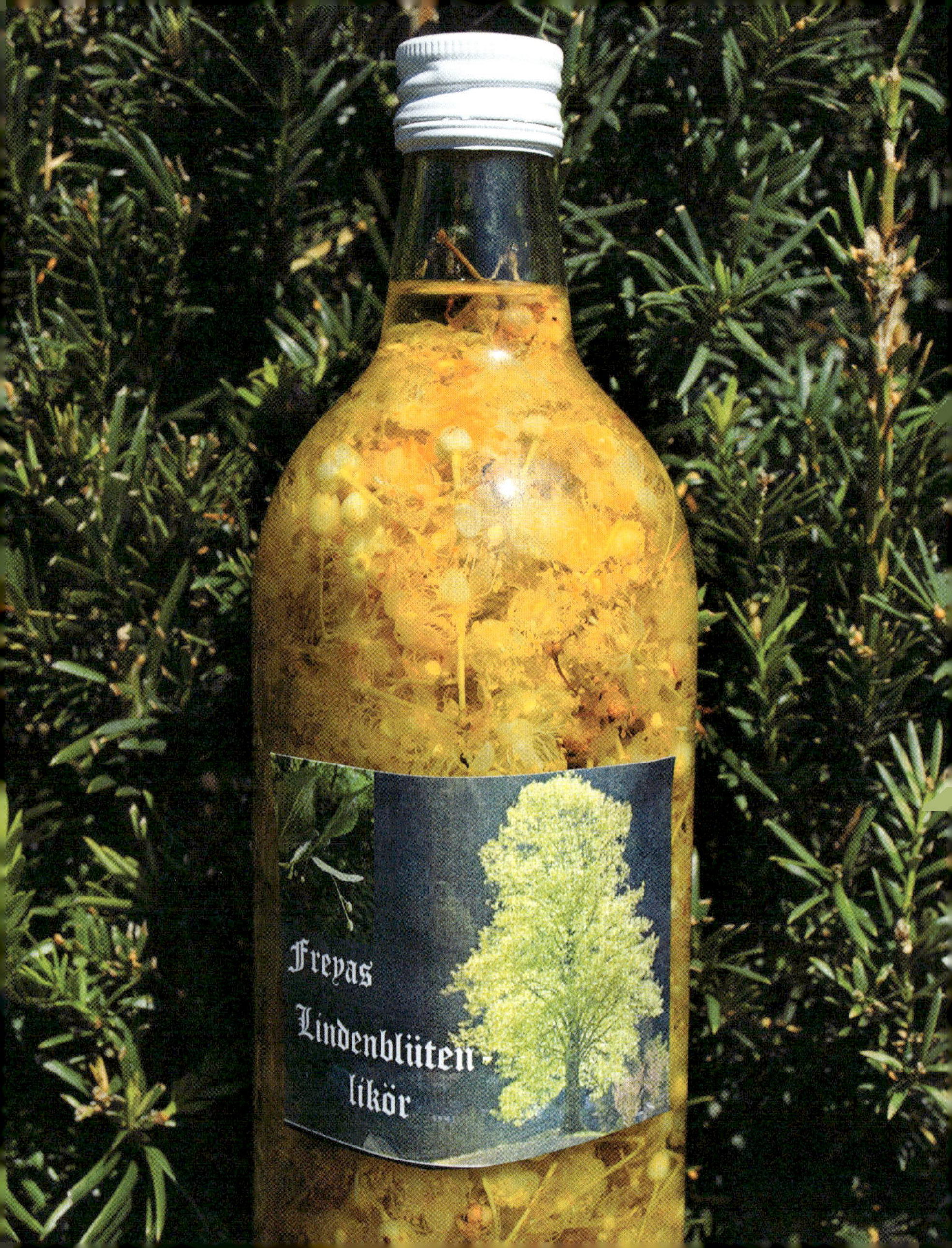
Freyas
Lindenblüten-
likör

aus, dass einige Liköre – in Maßen getrunken – immer noch als Heilmittel fungieren. Beispielsweise werden diese Spirituosen gern zur Förderung der Verdauung sowie bei Verstimmungen des Magens angeboten.

Im Unterschied zu selbst hergestellten Likören, für die fast nur naturbelassene Pflanzenteile und Früchte verwendet werden, kommen in der industriellen Produktion oftmals Fruchtsirup, künstliche Aromen und Farbstoffe zum Einsatz. Mit derartigen Farbstoffzusätzen will man die Liköre für das Auge attraktiver gestalten und dadurch den Kunden zum Kauf beziehungsweise zum Trinken animieren. Diese Strategie verfehlt in den meisten Fällen auch nicht ihre Wirkung. Wenn man beispielsweise einmal einen industriell produzierten, satt grün aussehenden Pfefferminzlikör neben einen selbst hergestellten platziert, dessen Färbung hellolivgrün bis gelblich ist, entscheiden sich die meisten Menschen für ersteren. Lässt man diese Menschen mit verbundenen Augen von beiden Likören kosten, wird fast immer dem selbst hergestellten der Vorzug gegeben, weil er aromatischer schmeckt.

Die meisten Liköre lassen sich nach folgendem Grundrezept herstellen:

150 g weißer Zucker
700–750 ml klarer Schnaps, am besten mit 32–38 %igem Alkoholgehalt (z. B. Doppelkorn oder Wodka)
200–250 g frische, gewaschene Früchte, Blüten oder Beeren

3 Selbst gemachter Likör – ein köstlicher und gesunder Genuss, der sich auch zum Verschenken eignet.

Alle Zutaten zusammen in ein Glasgefäß geben, dieses gut verschließen und für 3–8 Wochen an einen warmen Standort stellen. Damit sich der Zucker besser auflöst, den Ansatz einmal pro Woche kräftig durchschütteln. Nach Ablauf dieser »Reifezeit« die Früchte, Blüten oder Beeren abfiltern, den fertigen Likör in eine Flasche abfüllen und möglichst dunkel und nicht zu warm aufbewahren.

Kompressen, Umschläge, Gesichtsmasken

Kompressen sind Auflagen aus Leinen, Mull oder nicht fusselnden Baumwollstoffen, die in der Regel mehrfach zusammengefaltet sind und zum Stillen von Blutungen sowie zum Bedecken von Wundflächen dienen. Sonderformen sind die Kalt- und Warmkompressen, die entweder mit Wasser oder Tee getränkt werden und beispielsweise bei Muskelverspannungen zur Anwendung kommen. Ebenso ist es möglich, auf Kompressen Salben und Tinkturen zu geben oder zwischen den einzelnen Stofflagen stark zerkleinerte Pflanzenteile zu verteilen.
Im Unterschied zu Kompressen werden Umschläge normalerweise nicht zum Blutstillen genutzt. Außerdem sind viele Umschläge nur einlagig und bedecken in den meisten Fällen großflächigere Körperpartien, z. B. den gesamten Unterschenkel. Manchmal werden Umschläge auch verwendet, um einen direkt auf die Haut aufgetragenen Pflanzenbrei zu ummanteln und diesem somit eine gewisse Stabilität zu geben.
Landläufig werden die Begriffe Gesichtsmaske und Gesichtspackung oft synonym verwendet. Vom Grundsatz her ist das auch nicht weiter problema-

tisch. Bei beiden Anwendungen handelt es sich nämlich um breiähnliche Substanzen, die aufs Gesicht aufgetragen werden und eine gesundheitsfördernde Wirkung auf die Haut haben. Trotzdem sollen nachfolgend kurz die Unterschiede erläutert werden:
Gesichtsmasken werden kalt oder warm angerührt und anschließend als sehr dünne Schicht auf die Haut aufgetragen. Nach dem Antrocknen auf der Haut müssen die Gesichtsmasken luftundurchlässig sein. Die Gesichtspackung wird ebenfalls warm oder heiß angerührt und unmittelbar danach dick auf das Gesicht aufgetragen. Im Gegensatz zur Maske muss die Packung aber kontinuierlich feucht gehalten werden, um so ihre Luftdurchlässigkeit während der gesamten Anwendung zu gewährleisten. Packungen wirken zumeist weniger straffend auf das Gesicht als Masken, dafür führen sie der Haut aber mehr Feuchtigkeit zu.

Gesichtsmasken lassen sich aus unterschiedlichen Bestandteilen herstellen. Hier drei beliebte Basisrezepturen:

Joghurtmaske – hierfür sind jeweils 3 gehäufte Esslöffel milder Joghurt und Weizenmehl erforderlich. Diese Ausgangsstoffe werden gut miteinander vermengt. Anschließend rührt man als *spezielle Bestandteile* 3 gestrichene Teelöffel fein gehackter Pflanzenteile unter.

Honigmaske – hierfür vermengt man das Eiweiß eines frischen Hühnereis, einen Teelöffel Zitronensaft, einen Esslöffel Honig und als *speziellen Bestandteil* einen Teelöffel fein gehackter Pflanzenteile miteinander.

Eigelbmaske - diese Maske besteht aus dem Eigelb eines frischen Hühnereis, einem Teelöffel Zitronensaft, einem Teelöffel süßer Sahne und als *speziellen Bestandteil* einem Teelöffel fein gehackter Pflanzenteile.

Nach dem Anrühren die Masken mit einem Pinsel auf das Gesicht auftragen, mindestens 15–30 Minuten (wer genügend Zeit und Muße hat, gern auch bis zu 45 Minuten) einwirken lassen und danach mit warmem Wasser entfernen.

Bäder

Medizinische Bäder unterscheiden sich von Bädern, die der Körperreinigung und -hygiene dienen, dadurch, dass ihnen Heilmittel hinzugefügt werden. Je nach Bad gibt man dabei das/die Heilmittel entweder direkt oder als Auszug ins Wasser. Ganz allgemein unterscheidet man zwischen Vollbädern, Sitzbädern und solchen, bei denen nur ein Körperteil, beispielsweise ein Fuß, mit dem entsprechenden Bad behandelt wird.
Normalerweise sollte die Temperatur bei medizinischen Bädern nicht über 35 °C liegen und die Badedauer sollte 15–25 Minuten betragen.

4 Masken mit natürlichen Zutaten sind eine Wohltat für die Haut.

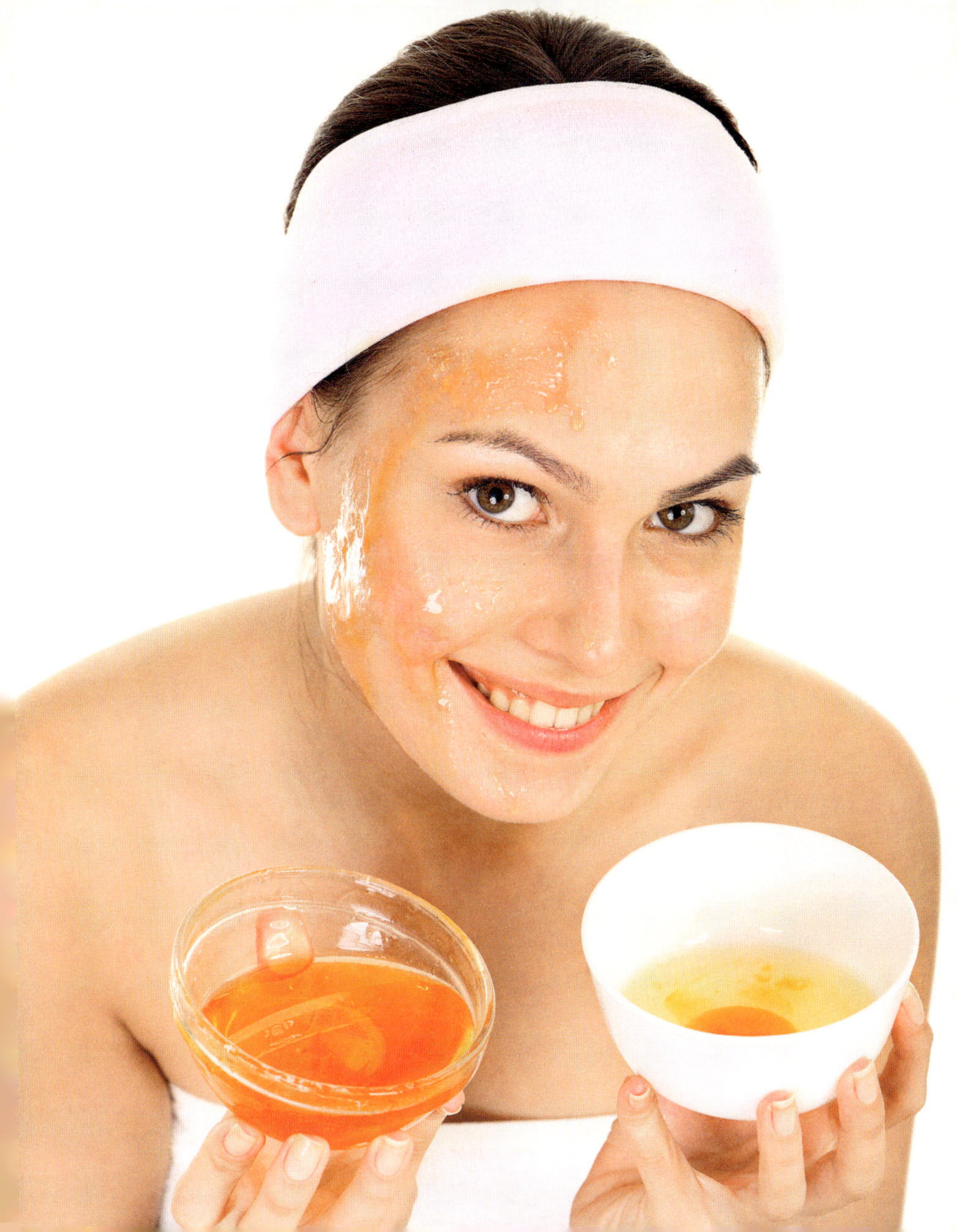

Ölauszüge

Als Basissubstanz für Ölauszüge dienen pflanzliche Öle. In diese gibt man die jeweiligen Pflanzenteile, die als Heilmittel dienen sollen. Für die Qualität eines Ölauszugs sind der Zerkleinerungsgrad der Pflanzenteile, die Dauer der Extrahierung (also wie lange die Pflanzen im Öl verbleiben) und die Umgebungstemperatur von entscheidender Bedeutung. Je kleiner die Pflanzenteile sind, desto mehr Angriffsfläche bieten sie für die Extraktion. Je länger diese Teile im Öl verbleiben, umso mehr Extrakt kann austreten, und je höher die Temperatur ist (diese sollte allerdings 35 °C nicht übersteigen, weil sonst oft die extrahierten Bestandteile an Wirksamkeit einbüßen), desto intensiver läuft der Herstellungsprozess ab.

In der Praxis wird bei der Herstellung meist folgendermaßen vorgegangen: Die sauberen, zerkleinerten Pflanzenteile in lockerer Schichtung in ein verschließbares Glas geben. Danach füllt man dieses bis fast zum Rand mit Oliven- beziehungsweise Sonnenblumenöl und verschließt es mit einem Deckel. Anschließend das Glas 3–4 Wochen lang an einem warmen Standort platzieren. Danach die Flüssigkeit durch ein Leinentuch gießen, um die Pflanzenteile herauszufiltern. Das aufgefangene Öl an einem dunklen, kühlen Ort (am besten im Kühlschrank) aufbewahren. Außerdem hat es sich bewährt, einige Tropfen Antiranz (in der Apotheke erhältlich) in das Öl zu geben, weil dieses Mittel die Haltbarkeitsdauer verlängert.

Salben und Cremes

Zahlreiche Salben und Cremes zeichnen sich nicht nur durch hervorragende heilende Eigenschaften aus, sondern lassen sich auch vielseitig verwenden. Schon oft haben sich selbst hergestellte Salben und Cremes als »letztes Mittel« bewährt, wenn andere, zumeist synthetisch hergestellte Arzneien fehlschlugen beziehungsweise mit diesen nicht der beabsichtigte Erfolg in vollem Umfang erzielt wurde.

In der Volksmedizin existieren reichlich Basisrezepturen zur Herstellung von Salben, zu denen die nachfolgenden gehören:

1. Rezeptvariante: Salbe auf Melkfettbasis

50–70 g frische Pflanzenteile	250 g Melkfett

Die Pflanzenteile zunächst waschen und gut trocken schütteln, dann sehr fein hacken. Anschließend das Melkfett erhitzen, bis es flüssig wird, dann die Pflanzenteile hineingeben. Nachdem das Fett kurz aufgeschäumt hat, den Ansatz vom Herd nehmen und langsam abkühlen lassen. Am nächsten Tag den Ansatz noch einmal erwärmen. Sobald sich dieser verflüssigt hat, wird er sofort durch ein Leinentuch (das als Filter dient) gegossen. Die entstandene Salbe noch im flüssigen Zustand in kleine (später) verschließbare Plastikdosen oder in Keramik- beziehungsweise Steingutgefäße füllen. Nach dem erneuten Verfestigen sollte man die Salbe am besten in einem kühlen, trockenen Raum aufbewahren.

2. Rezeptvariante: Salbe aus Öl, Wachs und Kakaobutter

60–80 g frische Pflanzenteile
250 g Olivenöl
50 g Bienenwachs
50 g Kakaobutter
5 Tropfen Antiranz
(z. B. in der Apotheke
erhältlich)

Die frischen Pflanzenteile als Erstes waschen und gut trocken schütteln, anschließend ganz fein hacken. Dann alle Zutaten mit Ausnahme des Antiranz in einen Topf geben, der sich in einem Wasserbad befindet. Bei ca. 70–75 °C beginnen das Bienenwachs und die Kakaobutter zu schmelzen. Sobald sich diese beiden Komponenten komplett verflüssigt haben, den Ansatz aus dem Wasserbad nehmen und in einen Topf geben, der weiter auf dem Herd erhitzt wird. Den Ansatz vom Herd nehmen, sobald er aufschäumt.
Am nächsten Tag den Ansatz erneut erhitzen, der anschließend – wie in Rezeptvariante 1 beschrieben – durch ein Leinentuch filtern und in Gefäße füllen. Während der Abkühlungsphase das Antiranz hinzufügen, um ein schnelles Ranzigwerden der Fettbestandteile zu verhindern.
Die Aufbewahrung dieser Salbe sollte ebenfalls in einem kühlen, trockenen Raum erfolgen.

3. Rezeptvariante: Salbe mit Schweineschmalz

60–80 g frische Pflanzenteile
300 g Schweineschmalz

Die gewaschenen und trocken geschüttelten Pflanzenteile möglichst fein hacken. Das Schweineschmalz in einem kleinen Topf so lange erhitzen, bis es sich verflüssigt hat, dann die Pflanzenteile dazugeben und das Ganze etwa

30 Minuten köcheln lassen. Danach den Topf vom Herd nehmen und ihn samt Inhalt für 24 Stunden in einen kühlen Raum stellen.
Am nächsten Tag den Salbenansatz nochmals so lange erhitzen, bis sich das Schmalz verflüssigt hat. Nun den Salbenansatz durch ein Haarsieb gießen, um auf diese Weise die Pflanzenteile herauszufiltern. Unmittelbar danach die noch flüssige Salbe in kleine Keramikgefäße geben.
Damit sich die Salbe schnell verfestigen kann, die Gefäße zunächst in einen kühlen Raum stellen. Am nächsten Tag ist es ratsam, zumindest den Teil der Salbe, der längerfristig aufbewahrt werden soll, im Kühlschrank zu deponieren.

4. Rezeptvariante: Salbe mit Vaseline

50–70 g frische Pflanzenteile
200 g Vaseline

Die gewaschenen und sorgfältig trocken geschüttelten Pflanzenteile zusammen mit der Vaseline aufkochen. Sobald der Siedepunkt erreicht ist, diesen Ansatz etwa 10 Minuten lang bei schwächerer Hitze köcheln lassen, dann durch ein Haarsieb gießen und, wenn er etwas abgekühlt ist, in Keramikgefäße füllen.
Im Unterschied zu den drei zuerst vorgestellten Salbenrezepten stellt Vaseline eine Substanz dar, die etwas langsamer in die Haut eindringt. Aus diesem Grund bietet sich eine Salbe auf Basis von Vaseline besonders gut zur Behandlung von Sonnenbränden an.

Tegomuls-Creme

90 ml Pflanzenölauszug
30 g Bienenwachs
35 g Tegomuls (aus Apotheke, Drogerie oder Versandhandel)
300 ml Wasser
2 EL Pflanzentinktur
30 Tropfen Teebaumöl

Den Pflanzenölauszug zusammen mit dem Wachs und dem Tegomuls in ein Gefäß geben. Dieses in einem Wasserbad so lange erhitzen, bis sich die Substanzen verflüssigen. Gleichzeitig in einem zweiten Wasserbad das Wasser mit der Pflanzentinktur bis auf ca. 60 °C erwärmen. Anschließend dieses Gemisch vorsichtig in das Gefäß mit der Ölauszug-Wachs-Tegomuls-Mischung einrühren. Nun muss das Ganze immer wieder kräftig umgerührt werden, bis es breiig-puddingähnliche Konsistenz annimmt. Unter weiterhin kräftigem Rühren als Nächstes das Teebaumöl hinzufügen, das als Konservierungsmittel fungiert, und danach die entstandene Creme in verschließbare Plastikdosen füllen. Letztere sollten in der Folgezeit möglichst kühl gelagert werden. Falls Sie beabsichtigen, diese Creme langfristig aufzubewahren, beispielsweise über 2–3 Monate, empfiehlt es sich, sie im Kühlschrank zu lagern.

Tegomuls-Creme stellt mehr als nur eine gute Alternative zu den zuvor vorgestellten Salben dar. Im Unterschied zu den Salben enthält diese Creme nämlich deutlich mehr Wasser und fettet daher weniger. Aus diesem Grund zieht sie auch schneller in die Haut ein als eine Salbe. Darüber hinaus trägt das Teebaumöl, welches von dem in Australien beheimateten Teebaum *(Melaleuca alternifolia)* stammt, zu einer verstärkten Heilwirkung dieser Creme bei. Das Teebaumöl hat sich nämlich nicht nur als gutes Konservierungsmittel erwiesen, sondern wirkt zudem auch antiseptisch, sowie bakterien- und pilztötend.

Alternativ zur Tegomuls-Creme lässt sich auch eine Creme unter Verwendung von Lanolin (auch als Wollwachs, Wollfett oder wissenschaftlich als *Adeps lanae* bezeichnet) herstellen. Bei dieser Substanz handelt es sich um ein Sekret aus den Talgdrüsen der Schafe, das beim industriellen Waschen der Schafwolle oft als Nebenprodukt gewonnen wird.

1. Rezeptvariante: Lanolin-Creme mit Teebaumöl

90 ml Pflanzenölauszug
12 g Bienenwachs
45 g Lanolin
2 EL Pflanzentinktur
30 Tropfen Teebaumöl

Den Pflanzenölauszug zusammen mit dem Wachs und dem Lanolin in ein Gefäß geben. Dieses in einem Wasserbad so lange erhitzen, bis sich die Substanzen verflüssigen. In einem zweiten Wasserbad die Pflanzentinktur bis auf ca. 60 °C erwärmen und anschließend in das Gefäß mit der Flüssigphase aus Ölauszug, Wachs und Lanolin einrühren. Das weitere Vorgehen ist das gleiche wie bei der Herstellung der Tegomuls-Creme (s. S. 32).

2. Rezeptvariante: Lanolin-Creme mit Maiskeimöl

5 g Bienenwachs
50 ml Maiskeimöl
40 ml Wasser
20 g Lanolin
½ TL Bienenhonig
1 EL Pflanzentinktur

Das Bienenwachs zusammen mit dem Lanolin in ein Gefäß geben und in einem Wasserbad so lange erhitzen, bis sich die Substanzen verflüssigen. Dann das Maiskeimöl hinzufügen. In einem zweiten Gefäß das Wasser auf 60 °C erwärmen, um den Honig und die Pflanzentinktur darin aufzulösen. Anschließend beide Gefäße vom Herd nehmen, die darin befindlichen Inhalte zusammengießen und miteinander verrühren. Sobald die Lanolin-Creme auf 40 °C abgekühlt ist, erfolgt das Umfüllen in Plastikdosen oder Keramikgefäße.

Krankheiten und Beschwerden, bei denen Teile von Gehölzen helfen können

Appetitlosigkeit

Bei Appetitlosigkeit, wissenschaftlich auch als Anorexie oder Inappetenz bezeichnet, tritt auch nach längeren Phasen ohne Nahrungszufuhr kein Appetit auf. Dieser mehr oder weniger starke Verlust des Hungergefühls führt schnell zu schweren körperlichen Schäden. Beim Feststellen einer Anorexie geht es jedoch nicht nur darum, wieder regelmäßig ein Hungergefühl zu entwickeln, sondern auch darum, die Ursachen zu ermitteln, um diese dann möglichst schnell abzustellen. Zu den relativ häufigen Ursachen von Appetitlosigkeit gehören Infektionskrankheiten (insbesondere wenn diese mit Fieber einhergehen), psychische Störungen, längerfristige Einnahme von Psychopharmaka, Blutkrankheiten, übermäßiger Nikotingenuss und Tumore im Verdauungstrakt.

Sollte Appetitlosigkeit über einen Zeitraum von mehr als einer Woche auftreten, ist es ratsam, einen Arzt zu konsultieren, damit dieser die Ursache ergründen und einen Therapieplan aufstellen kann.

Gehölz, das Abhilfe schafft: Linde

Arthritis

Die Begriffe Arthritis und Arthrose werden nicht nur häufig miteinander verwechselt, sondern in der Umgangssprache oftmals auch (fälschlicherweise) synonym verwendet.
Bei einer Arthritis handelt es sich um eine Gelenkentzündung, die zumeist durch eine Bakterien- oder Pilzinfektion in den betroffenen Gelenken verursacht wird. Dagegen stellt die Arthrose eine Gelenkerkrankung dar, die sich in einer übermäßigen Verschleißerscheinung äußert und beispielsweise durch zu hohe Belastungen oder Fehlstellungen der Knochen entstehen kann.

Gehölze, die Abhilfe schaffen: Fichte, Tanne, Rosskastanie

Blähungen

Die Ursache für Blähungen (wissenschaftlich als Meteorismus bezeichnet) ist ein Überschuss an Luft im Darmtrakt. Gewöhnlich äußern sich Blähungen in einem schmerzenden aufgetriebenen Bauch und/oder dem verstärkten Abgehen von Winden (Flatulenz).
Blähungen erweisen sich häufig als Folgeerscheinung von Ernährungsfehlern, indem beispielsweise zu viel zellulosereiche Nahrung aufgenommen wurde.
Außerdem kann ein Reizdarm als Auslöser fungieren. Letzterer entsteht häufig bei zu hastiger Nahrungsaufnahme. Dabei wird eine große Men-

ge an Luft mit abgeschluckt, welche der Darm nur teilweise resorbieren kann.

Gehölz, das Abhilfe schafft: Brombeere

Bluthochdruck

Die arterielle Hypertonie (auch Hypertonie, Hypertonus oder Hypertension) wird umgangssprachlich oftmals als Bluthochdruck bezeichnet. Dabei handelt es sich um eine Erkrankung des arteriellen Blutgefäßsystems. Das charakteristischste Merkmal dieser Erkrankung ist ein chronisch erhöhter Blutdruck. Als auslösende Ursachen fungieren vor allem ein gestörtes Hormon- oder Herz-Kreislauf-System sowie Nierenschäden.

Der häufige Irrtum mit den Arterien

Fälschlicherweise wird oft behauptet, dass es sich bei den Arterien um jene Gefäße handelt, die das sauerstoffreiche Blut transportieren. Das trifft zwar auf die meisten Arterien zu, jedoch nicht auf alle. So wird beispielsweise in den Lungenarterien (Arteriae pulmonales) ausschließlich sauerstoffarmes Blut vom Herz zu den Lungen transportiert.
Die richtige Definition für Arterien lautet: alle Gefäße, die das Blut vom Herz wegleiten. Im Unterschied dazu handelt es sich bei den Venen um alle Gefäße, die das Blut in Richtung Herz transportieren.

Als Idealwert für den Blutdruck gilt ein gemessener Wert von 140 zu 90 mmHg (Quecksilbersäule). Wenn man bei eigenen Messungen feststellt, dass diese Werte häufig oder gar immer um mehr als 10–20 mmHg nach oben abweichen, sollte unbedingt ein Arzt konsultiert werden. Mit diesem ist die Behandlung abzustimmen und dabei auch zu klären, inwieweit sich Hausmittel zur unterstützenden Therapie einsetzen lassen.

Gehölze, die Abhilfe schaffen: Linde, Weißdorn

Bronchitis

Eine Bronchitis ist eine Entzündung der größeren, röhrenähnlichen Atemwege in den Lungen, welche im medizinischen Sprachgebrauch als Bronchien bezeichnet werden. Sie wird zumeist durch Schadstoffe ausgelöst, die mit der Luft eingeatmet wurden. Zu den typischen Symptomen einer Bronchitis gehören stechender Husten, röchelnde bis rasselnde Atemgeräusche, starke Schleimproduktion, Mattigkeit und Fieber.

Gehölze, die Abhilfe schaffen: Birke, Brombeere, Linde

Durchfall

Unter Durchfall, auch Diarrhö genannt, versteht man die häufige, verhältnismäßig spontane Abgabe von mehr oder weniger flüssigem Stuhlgang. Diese Stuhlabgabe geht meist mit hohen Wasser- und Elektrolytverlusten einher. Man unterscheidet zwischen chronischem und akutem Durchfall. Letzterer wird häufig durch eine Infektion oder eine Lebensmittel- beziehungsweise Medikamentenunverträglichkeit hervorgerufen und klingt gewöhnlich nach wenigen Tagen völlig ab. Falls eine Durchfallerkrankung länger als zehn Tage dauert, ist es ratsam, einen Arzt zu konsultieren, weil dann oft chronische Erkrankungen des Verdauungstraktes oder in seltenen Fällen sogar Tumore die Auslöser sind.

Gehölze, die Abhilfe schaffen: Birke, Brombeere, Eiche, Heidelbeere, Linde

Ekzeme

Dieses Wort leitet sich von dem altgriechischen Wort »ekzema« ab, was so viel wie »Aufgegangenes« bedeutet. Das Ekzem ist eine Hauterkrankung, die umgangssprachlich als Juckflechte bezeichnet wird. Ekzeme können sowohl durch äußere Einflüsse, wie Textilien oder Chemikalien, als auch durch innere, z. B. allergische (Abwehr-)Reaktionen und psychischen Stress ausgelöst werden. Typische Merkmale eines Ekzems sind Rötungen, Bläschenbildungen und nässende Hautstellen.

Gehölze, die Abhilfe schaffen: Birke, Brombeere, Eiche, Heidelbeere, Rosskastanie

Entzündungen des Mund-Rachen-Hals-Raums

Unter dem Begriff »Entzündungen des Mund-Rachen-Hals-Raums« sind hier die zwei häufigsten Krankheitsbilder dieser Körperregion zusammengefasst: Aphthen und Mandelentzündung.

Bei Aphthen handelt es sich um lokale, von einem entzündeten Randsaum umgebene Schädigungen der Schleimhäute oder des Zahnfleisches. Sie treten vor allem in der Mundhöhle, an den Mandeln und unter der Zunge (in selteneren Fällen auch im Genitalbereich) auf. Die Ursachen, die zum Entstehen der Aphthen führen, sind weitgehend unbekannt. Während man beim Auftreten von Aphthen im Genitalbereich besser einen Facharzt konsultieren und mit ihm die weitere Behandlung abstimmen sollte, ist dies bei einzelnen Exemplaren im Mund-Rachen-Hals-Raum nicht zwingend erforderlich.

Die Mandelentzündung, wissenschaftlich als Angina tonsillaris bezeichnet, wird zumeist durch Bakterien, in selteneren Fällen aber auch durch Viren hervorgerufen. Diese dringen bevorzugt dann in die Schleimhäute des Rachenraums ein, wenn das körpereigene Immunsystem zeitweilig nicht genügend Abwehrstoffe bereitstellt. In den Schleimhäuten vermehren sich diese Erreger explosionsartig und rufen dadurch die charakteristischen Symptome einer Mandelentzündung, wie stark gerötete Gaumenmandeln, Halsschmerzen und Schluckbeschwerden, hervor. Zusätzlich können noch

5 Die entzündungshemmende Wirkung der Hundsrose hilft auch bei Halserkrankungen.

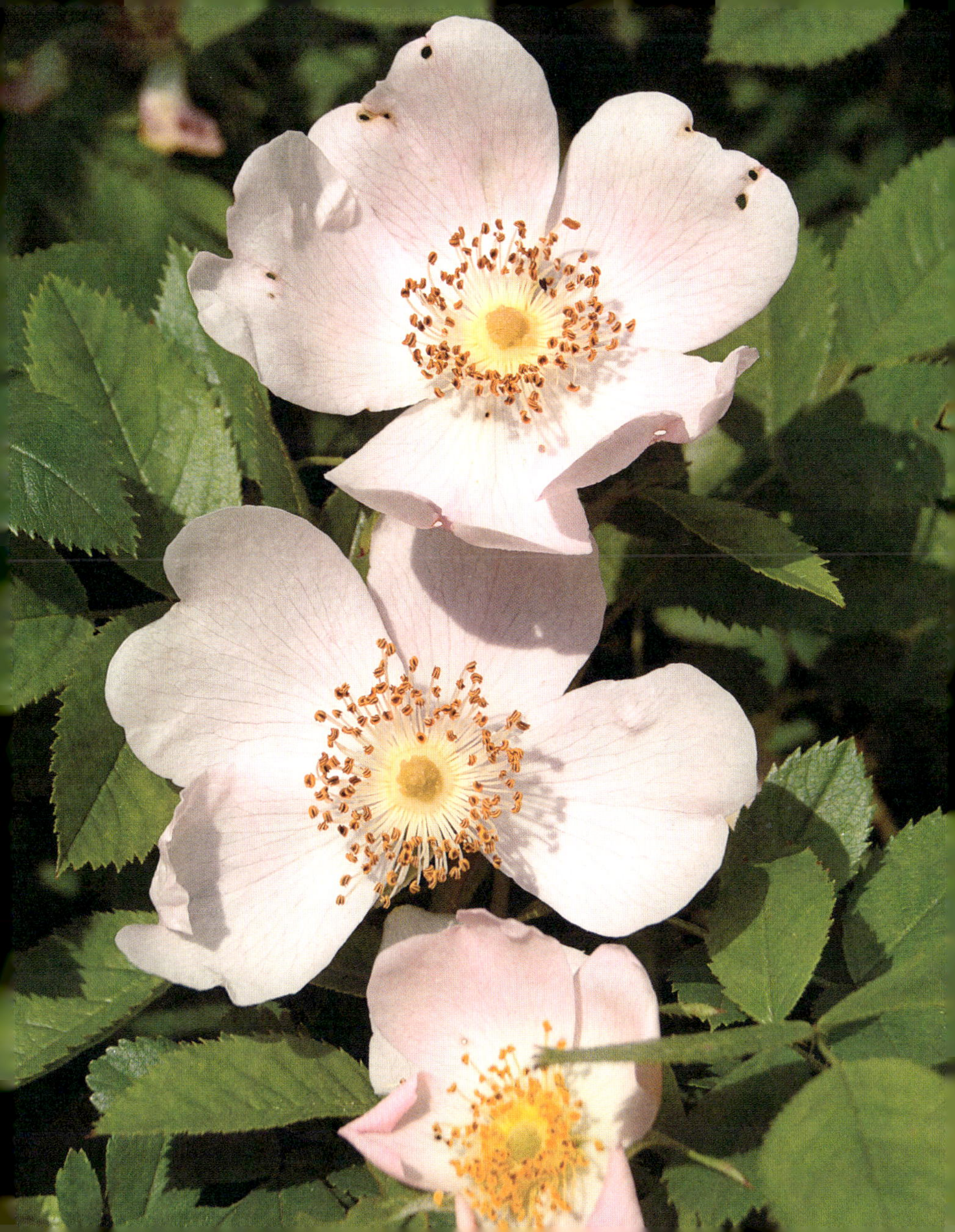

grippale Symptome auftreten, die sich vor allem als allgemeines Mattigkeitsgefühl, Müdigkeit, Husten, Schnupfen, Heiserkeit, Appetitlosigkeit, Fieber sowie Kopf- und Gliederschmerzen äußern.

Gehölze, die Abhilfe schaffen: Brombeere, Eiche, Fichte, Tanne, Hundsrose, Weide

Erhöhte Blutzuckerwerte

Als Blutzucker wird die im Blut vorhandene Glukose bezeichnet. Diese fungiert unter anderem als wichtiger Energielieferant für das Gehirn und die roten Blutkörperchen.

Nach der Einnahme einer Mahlzeit werden Blutzuckerwerte bis zu 160 Milligramm pro Deziliter noch als normal angesehen. Liegt der Blutzuckerspiegel jedoch dauerhaft über diesem Wert, ist das oftmals ein Hinweis auf das Vorliegen einer Diabeteserkrankung. Darüber hinaus können aber auch Stresssituationen, schwere Verletzungen, Infektionen, Verbrennungen, Herzinfarkte und starke Schmerzen die Ursachen eines erhöhten Blutzuckerspiegels sein.

Bei einer Diabeteserkrankung, deren exakte Bezeichnung Diabetes mellitus lautet, wird landläufig meist von der Zuckerkrankheit gesprochen. Aus medizinischer Sicht stellt sie einen Sammelbegriff für mehrere Stoffwechselerkrankungen dar. Diabetes mellitus entsteht, wenn die Bauchspeicheldrüse fortlaufend nicht genügend Insulin produzieren kann, welches im Körper den Blutzuckerspiegel senkt (sog. Diabetes Typ 1), oder wenn die Insulin-

empfindlichkeit der Körperzellen sinkt (sog. Diabetes Typ 2, auch Altersdiabetes genannt).
Prinzipiell muss die Behandlung von Diabetes mellitus nach ärztlichen Vorgaben erfolgen, was jedoch nicht ausschließt, dass man sich mit seinem behandelnden Arzt abstimmt, um zusätzliche unterstützende Maßnahmen durchzuführen.

Gehölze, die Abhilfe schaffen: Birke, Brombeere, Eiche, Heidelbeere

Erkältungskrankheiten

Mit dem Begriff Erkältung werden umgangssprachlich verschiedene Infektionskrankheiten der Nasen- und Halsschleimhäute bezeichnet. Deren typischen Symptome sind Halsschmerzen und Schluckbeschwerden, Schnupfen, Heiserkeit, Kopf- und Gliederschmerzen, Mattigkeit, Appetitlosigkeit, Fieber, starkes Schlafbedürfnis sowie stark gerötete und angeschwollene Rachenschleimhäute. Außerdem tritt im Verlauf dieser Erkrankung oftmals ein recht starker (Reiz-)Husten auf.

Gehölze, die Abhilfe schaffen: Birke, Brombeere, Fichte, Tanne, Heidelbeere, Hundsrose, Linde, Rosskastanie, Weide

Fieber

Fälschlicherweise wird Fieber, das sich vor allem in einer deutlichen Temperaturerhöhung des Körpers äußert, immer noch häufig als eigenständige Krankheit angesehen. Tatsächlich stellt Fieber aber nur eine Reaktion des Körpers auf eine sich entwickelnde beziehungsweise bereits ausgebrochene Krankheit dar, deren Ursachen mannigfaltig sein können. Aus diesem Grund muss neben einer Absenkung des Fiebers das Augenmerk immer auch auf die Erkennung/Diagnose der Krankheit gelegt werden, die diese Reaktion hervorgerufen hat.

Gehölze, die Abhilfe schaffen: Brombeere, Heidelbeere, Hundsrose, Linde, Weide

Furunkel

Furunkel leitet sich von dem lateinischen Wort »furunculus« ab, das so viel wie kleiner Dieb bedeutet. Bei einem Furunkel handelt es sich um eine tief in der Haut eingebettete, schmerzhafte Entzündung eines oder mehrerer Haarbälge. Die Erkrankung wird durch Bakterien ausgelöst, die in die Haarbälge eindringen konnten. Anschließend beginnt der Bereich um den Haarbalg herum zu eitern und es entsteht ein schmerzender Pfropf, der sich beulenartig unter der Haut hervorwölbt. Ein solcher Pfropf kann spontan aufplatzen und seinen Inhalt entleeren. In diesem Fall bildet sich an der Entleerungsstelle eine Narbe.

Bei hartnäckigen Furunkeln, die sich auch nach einer Bäderbehandlung nicht von selbst öffnen, sollte man einen Arzt konsultieren.

Gehölze, die Abhilfe schaffen: Eiche, Linde

Fußpilz

Auslöser dieser Erkrankung, die medizinisch-fachsprachlich als Tinea pedis bezeichnet wird, sind mikroskopisch kleine Fadenpilze (sog. Dermatophyten), welche Haut, Hornhaut, Haare sowie Finger- und Zehennägel befallen können. Die betroffenen Stellen sind fast immer gerötet, nässen oft und jucken nahezu ununterbrochen. Außerdem treten häufig Blasen, Hautrisse und Entzündungen auf. Vor allem Menschen mit Durchblutungsstörungen (wie sie häufig bei Diabetikern auftreten) und/oder Abwehrschwäche sind fußpilzgefährdet.
Nach dem Feststellen von Fußpilz sollte man besonders auf Hygiene achten. So sollte jeder seine eigenen Handtücher und Waschlappen benutzen, weil diese Krankheit sehr leicht übertragbar ist.

Gehölz, das Abhilfe schafft: Eiche

Gicht

Bei der Gicht handelt es sich um eine Erkrankung des Purinstoffwechsels, die oftmals schubweise auftritt. Dabei werden Harnsäurekristalle in den Gelenken sowie in den gelenksnahen Geweben abgelagert. Dadurch entstehen bereits nach relativ kurzer Zeit dauerhafte Schädigungen an den Gelenken. Außerdem treten langfristig auch Schädigungen an den Nieren auf, die bis zum völligen Organversagen führen können. Schon aus diesem Grund ist es notwendig, sich bei Gicht in ärztliche Behandlung zu begeben. In den meisten Fällen wird der Arzt jedoch keine Einwände haben, wenn nach vorheriger Abstimmung seine Behandlung durch zusätzliche Naturheilmittel unterstützt wird.

Gehölze, die Abhilfe schaffen: Birke, Rosskastanie, Weide

Hämorrhoidalleiden

Umgangssprachlich werden Hämorrhoidalleiden fast immer nur als Hämorrhoiden bezeichnet. Es handelt sich dabei um mehr oder weniger stark vergrößerte, aus Arterien und Venen bestehende Gefäßpolster an Enddarm und After.

Weil das Auftreten von Hämorrhoiden sehr vielfältige Ursachen haben kann, sollte man aber nicht nur eine bloße Behandlung der Symptome vornehmen. Mindestens genauso wichtig ist es, einen Arzt zu konsultieren, um die Ursache zu ermitteln und diese anschließend möglichst wirksam zu bekämpfen.

In unserer heutigen Zeit werden Hämorrhoidalleiden oftmals durch häufiges langes Sitzen und allgemeine Bewegungsarmut hervorgerufen oder zumindest begünstigt. Ebenso erweisen sich chronische Darmverstopfungen und Leberschrumpfungen des Öfteren als auslösende Faktoren für Hämorrhoidalleiden.

Gehölze, die Abhilfe schaffen: Eiche, Rosskastanie

Harnblasenentzündung

Umgangssprachlich wird eine Harnblasenentzündung, wissenschaftlich Zystitis, meist nur als Blasenentzündung bezeichnet. Streng genommen ist das jedoch weder richtig noch eindeutig, weil dadurch keine Abgrenzung zu Entzündungen der Gallenblase, wissenschaftlich Cholezystitis, als eines anderen blasenartigen Organs erfolgt. Harnblasenentzündungen äußern sich oftmals in brennenden Schmerzen im Bereich der Harnblase/des Unterleibs sowie beim Urinieren. Außerdem treten manchmal Veränderungen in der Farbe und im Geruch des Urins auf. In vielen Fällen werden Harnblasenentzündungen durch Bakterien verursacht, die in die Harnwege eingedrungen sind.

Gehölze, die Abhilfe schaffen: Birke, Brombeere, Heidelbeere, Hundsrose, Linde, Weide

Hautausschläge

Hautausschläge (in der medizinischen Fachsprache als Exantheme bezeichnet) können sich in sehr verschiedenartiger Weise äußern, beispielsweise als rötliche Flecken, die klare Flüssigkeit enthalten, oder als mit Eiter gefüllte Bläschen sowie als grindähnliche Verkrustungen und Schuppen. Auslösende Ursachen dafür sind unter anderem allergische Reaktionen gegen bestimmte Medikamente und Lebensmittel oder in den Körper eingedrungene Viren, Pilze und Bakterien, die eine Immunschwäche hervorgerufen haben. Des Weiteren können Hautausschläge auch von psychischen Belastungen und Stress herrühren oder durch kratzende Kleidungsstücke verursacht werden.
Als zusätzliche Begleiterscheinungen treten bei solchen Hautausschlägen oft starker Juckreiz, Fieber, lokale Schwellungen, vergrößerte und dann gut fühlbare Lymphknoten, verstärkte Schweißabsonderung sowie Hitzegefühle in den betroffenen Hautpartien und Übelkeit auf.

Gehölze, die Abhilfe schaffen: Brombeere, Heidelbeere, Rosskastanie

Ischialgie

Bei einer Ischialgie (umgangssprachlich auch Ischias oder Ischiassyndrom genannt) handelt es sich um zumeist sehr starke Dauerschmerzen im Versorgungsgebiet des Ischiasnervs (Nervus ischiadicus), welcher vom Becken

bis zur Kniebeuge verläuft. Die Schmerzen können unter anderem durch Bandscheibenvorfall, Abnutzung einer Bandscheibe, Schiefstellung der Wirbelsäule oder sonstige Situationen entstehen, bei denen ein länger anhaltender Druck auf die Nervenwurzeln ausgeübt wird.
Normalerweise lässt sich eine Ischialgie nicht ausschließlich mit den traditionellen Mitteln aus der Hausapotheke kurieren, sondern bedarf ärztlicher Hilfe.
Allerdings können Hausmittel, nach vorheriger Absprache mit dem Arzt, therapieunterstützend eingesetzt werden.

Gehölze, die Abhilfe schaffen: Fichte, Tanne, Linde, Rosskastanie

Krampfadern und Venenentzündungen

Bei Krampfadern handelt es sich um knotig verdickte Venen, also Blutgefäße, welche das Blut zum Herz hin transportieren. In der Medizin als Varikosen bezeichnet, können die Krampfadern durch genetisch bedingte Venenwandschwächen sowie durch kleine Blutgerinnsel (Thromben) in den tiefer liegenden Beinvenen hervorgerufen werden.
Eine Venenentzündung ist dagegen eine Erkrankung der Venenwände. Die häufigsten Auslöser für eine Venenentzündung sind Bakterien, Viren oder sonstige Keime, die infolge von Verletzungen, Insektenstichen oder mit Injektionskanülen bis zur Venenwand gelangen. Außerdem kann eine Venenentzündung als sekundäre Erkrankung auftreten, wenn das Immunsystem

des Körpers bereits durch andere Krankheiten, beispielsweise Tuberkulose, geschwächt ist.

Gehölze, die Abhilfe schaffen: Eiche, Rosskastanie

Magenschleimhautentzündung

Bei einer Magenschleimhautentzündung (Gastritis) handelt es sich um ein schmerzhaftes Anschwellen des Gewebes der inneren Magenwände. Ursachen dafür können unter anderem Ernährungsfehler, nervöse Fehlsteuerungen, Überempfindlichkeit des Magens oder eine Unverträglichkeit gegenüber bestimmten Medikamenten sein. Man sollte auf jeden Fall den/die Auslöser für eine Magenschleimhautentzündung durch den behandelnden Hausarzt ermitteln lassen, damit dieser geeignete therapeutische Maßnahmen einleiten kann. Das schließt jedoch nicht aus, dass man nach Absprache mit dem Hausarzt dessen Therapie durch Hausmittel forciert.

Gehölz, das Abhilfe schafft: Linde

Migräne

Das Wort Migräne leitet sich von dem altgriechischen »hemikrania« ab, was so viel wie »halber Kopf« bedeutet.
Bei der Migräne handelt es sich um eine nervliche Erkrankung, an der etwa 10 % der Bevölkerung in mehr oder weniger ausgeprägter Form leiden. Die Migräne tritt als ein periodisch wiederkehrender, anfallsähnlicher halbseitiger Kopfschmerz auf, der oftmals von weiteren Symptomen wie Übelkeit, Erbrechen sowie Licht- und Geräuschüberempfindlichkeit begleitet wird. Außerdem kommt es bei manchen Betroffenen zusätzlich zu optischen oder sensiblen Wahrnehmungsstörungen und in seltenen Fällen auch zu Störungen der Bewegungsabläufe.
Die auslösenden Ursachen für Migräneanfälle können sehr unterschiedlich sein: von Reaktionen auf übermäßigen Stress über Schlafstörungen, hormonelle Dysregulationen des Körpers bis hin zu Unverträglichkeiten gegenüber Lebensmittel- und Medikamentenbestandteilen, Wetterfühligkeit und erblicher Veranlagung.
Gegenwärtig gehört die Migräne noch immer zu den Erkrankungen, die nicht heilbar sind. Es besteht lediglich die Chance, die Intensität von Migräneattacken durch industriell hergestellte Medikamente sowie geeignete traditionelle Heilmittel zu reduzieren.

Gehölz, das Abhilfe schafft: Linde

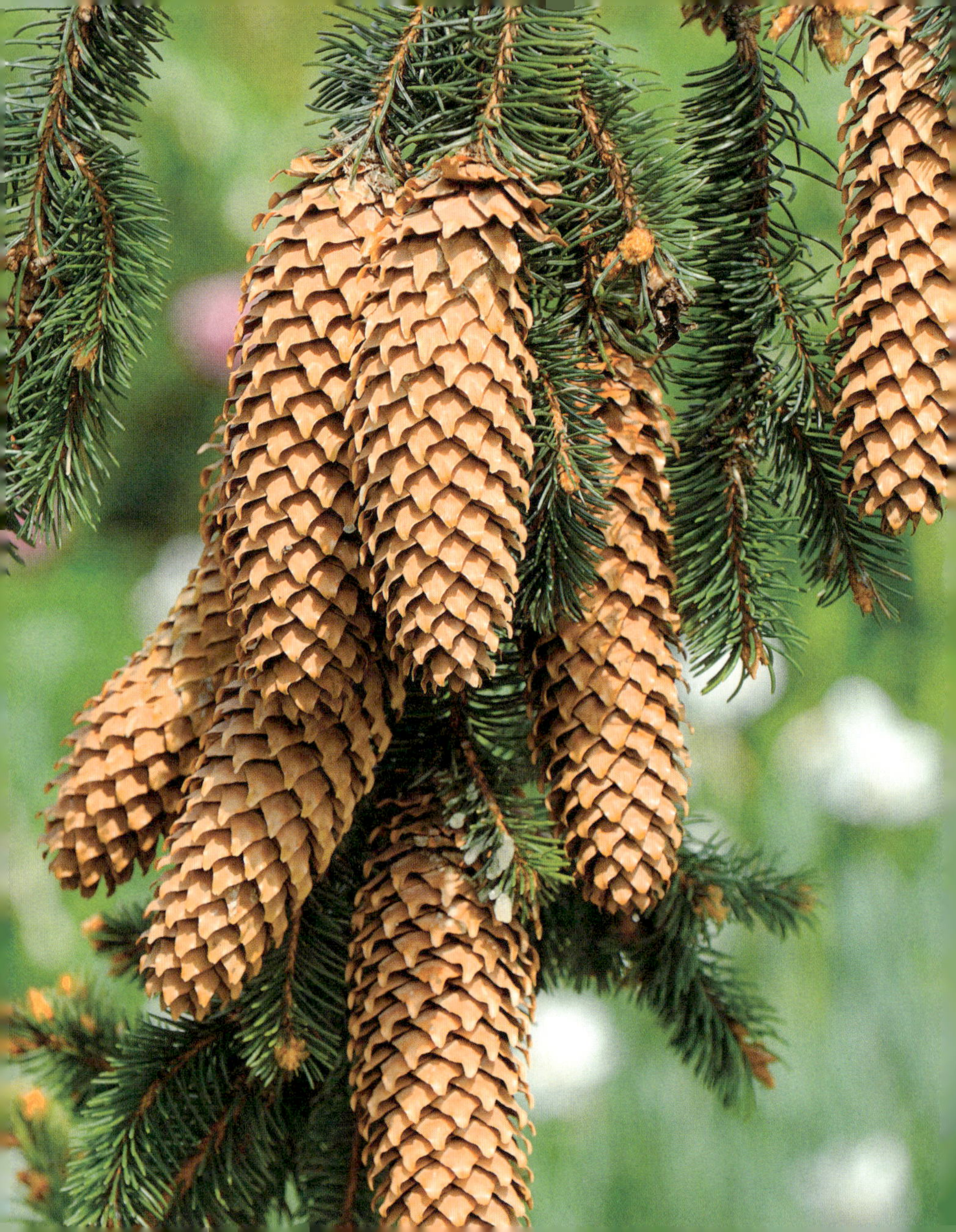

Muskelzerrungen und Muskelkater

Bei der fachsprachlich als Distension bezeichneten Muskelzerrung handelt es sich um eine unphysiologisch und somit unnormal abgelaufene Muskeldehnung, in deren Folge aber kein Gewebeschaden auftritt. Werden allerdings derartige Überdehnungen ignoriert, kann es im ungünstigsten Fall zu einem Muskelfaserriss kommen.

Im Unterschied zur Muskelzerrung stellen die als Muskelkater bezeichneten Schmerzen eine Folgeerscheinung nach körperlich schwerer Anstrengung beziehungsweise ungewohnter oder starker Muskelbeanspruchung dar. Noch vor wenigen Jahren war man der Meinung, dass die Ursache des Muskelkaters und damit der auftretenden Schmerzen eine übermäßige Ansammlung von Milchsäure in den Muskeln sei. Inzwischen gilt diese Aussage als überholt. Gegenwärtig geht man davon aus, dass durch die Überanstrengung winzige Risse im Muskelgewebe entstehen. Durch diese Risse dringt Wasser in den Muskel ein und bildet Ödeme, die zwar nur mit extrem leistungsstarken Mikroskopen erkennbar sind – aber trotzdem schmerzen.

Gehölze, die Abhilfe schaffen: Fichte, Tanne, Weide

6 Muskel- und Nervenschmerzen lassen sich mit Einreibungen aus Fichten-/Tannennadel-Auszügen kurieren.

Neuralgie

Der Begriff Neuralgie setzt sich aus den altgriechischen Worten »neuron = der Nerv« und »algos = der Schmerz« zusammen und bedeutet somit Nervenschmerz. Dieser kann sich auf den beziehungsweise die Versorgungsbereiche eines oder mehrerer Nerven erstrecken. Nervenschmerzen werden oft durch Entzündungen, mechanische Veränderungen, beispielsweise Bandscheibenvorfall, oder chemische Einwirkungen, wie etwa Verätzungen, hervorgerufen. Bei neuralgischen Schmerzen, die mehrere Tage andauern und bei denen nach Anwendung von Hausmitteln keine beziehungsweise kaum eine Linderung eintritt, sollte unbedingt ein Arzt konsultiert werden.

Gehölze, die Abhilfe schaffen: Fichte, Tanne, Weide

Nierensteine und Nierenschwäche

Bei Nierensteinen (medizinisch Nephrolithen) handelt es sich um vorwiegend aus Salzkristallen bestehende Ablagerungen in den Nierengängen und/oder ableitenden Harnwege.
Eine Ansammlung vieler, jedoch sehr winziger Nierensteine wird als Nierengrieß bezeichnet. Die Ursachen für die Entstehung von Nierensteinen oder -grieß sind hauptsächlich Stoffwechselstörungen. Zu den charakteristischen Symptomen einer Nierensteinerkrankung gehören extrem starke, wellenförmig auftretende Schmerzen auf der betroffenen Körperseite (Nierenkolik), Blut im Urin, Urinstau und Mattigkeitsgefühl.

Die Nierenschwäche (fachsprachlich Niereninsuffizienz) stellt eine Unterfunktion einer oder beider Nieren dar, welche sich im Extremfall im völligen Versagen dieser Organe äußert.
Nierensteine und Nierenschwäche bedürfen unbedingt einer ärztlichen Behandlung. Ob beziehungsweise welche Hausmittel unterstützend zum Einsatz kommen können, muss in jedem Fall mit dem behandelnden Arzt abgestimmt werden.

Gehölze, die Abhilfe schaffen: Birke, Hundsrose

Rheuma

Übersetzt bedeutet das aus dem Griechischen stammende Wort Rheuma so viel wie »fließen«. Damit soll die Ausbreitung dieser Krankheit charakterisiert werden, die als starker Schmerz durch die Körperteile fließt. Hinter dem Begriff Rheuma verbirgt sich allerdings keine einzelne, scharf abzugrenzende Erkrankung, sondern vielmehr ein ganzer Formenkreis rheumatischer Leiden. Davon können sowohl Knochen, Gelenke, Muskeln als auch das Bindegewebe betroffen sein. Des Weiteren treten oftmals sekundäre Organfehlfunktionen auf, die eine Folge der Stoffwechselstörungen sind. Darüber hinaus wirkt sich Rheuma fast immer schwächend auf das Immunsystem der Betroffenen aus. Neben den starken, fast immer sehr lang anhaltenden Schmerzen äußern sich rheumatische Erkrankungen in Gelenkzerstörungen sowie Schwellungen, Entzündungen, Fehlstellungen und Funktionsverlusten der betroffenen Körperbereiche.

Gehölze, die Abhilfe schaffen: Birke, Linde, Rosskastanie, Weide

Schlafstörungen

Schlafstörungen beziehungsweise Schlaflosigkeit können viele Ursachen haben. Das Spektrum erstreckt sich dabei von Bewegungsarmut über psychischen Stress, dauerhafte Lärmbelästigung (beispielsweise durch die Nähe zu einem Flughafen oder einer Autobahn), Schilddrüsenfehlfunktionen bis zu Nachtangst und/oder einem übermäßigen Konsum an koffeinhaltigen Getränken.

Um möglichst schnell in den Schlaf zu sinken, sollte man immer versuchen, vor dem Zubettgehen weitestgehend körperlich und geistig zu entspannen, beispielsweise bei einem abendlichen Spaziergang durch den Park. Ergänzend können auch Hausmittel zum Einsatz kommen, die schlaffördernd wirken.

Gehölze, die Abhilfe schaffen: Linde, Weißdorn

Sehnenscheidenentzündung

Diese wissenschaftlich als Tendovaginitis oder Peritendinitis bezeichnete Erkrankung tritt vorwiegend im Bereich des Hand- sowie des Sprunggelenks auf.
Sehnenscheidenentzündungen können sowohl durch nichtinfektiöse als auch infektiöse Ursachen ausgelöst werden. Nichtinfektiöse Ursachen sind vor allem Überbeanspruchungen, wie sie gelegentlich im Sport vorkommen, sowie extreme Dauerbelastungen bei körperlicher Schwerstarbeit.
Infektiöse Sehnenscheidenentzündungen rühren meist von Bakterien oder sonstigen Mikrokeimen her, die durch eine Wunde in den Körper eindringen konnten.
Für Sehnenscheidenentzündungen sind Druckschmerzen entlang der betroffenen Sehne sowie der dazu gehörenden Muskeln typisch. Zusätzlich treten manchmal Rötungen und lokale Erwärmungen als Entzündungsanzeichen auf. In akuten Fällen schmerzen die betroffenen Körperstellen dauerhaft und sehr intensiv.

Gehölz, das Abhilfe schafft: Weide

Sodbrennen

Beim Sodbrennen (wissenschaftlich Pyrosis) handelt es sich um ein schmerzhaftes Gefühl, welches hinter dem Brustbein auftritt und bis zum Hals-Rachen-Raum ausstrahlen kann. Die Ursache dieses Schmerzes ist fast

immer ein Überschuss an Magensäure, deren Verarbeitung nicht sofort erfolgen kann und die deshalb zum Teil in den unteren Bereich der Speiseröhre fließt. Besonders häufig tritt Sodbrennen nach dem Genuss von sehr fettreichen und scharfen Speisen sowie nach ausgeprägten Nikotin-, Koffein- und Alkoholkonsum auf.
Um das Sodbrennen schnell abklingen zu lassen, empfiehlt sich die Einnahme stark basenhaltiger Substanzen/Medikamente, zum Beispiel von Simagel-Tabletten, um dadurch die überschüssige Magensäure zu neutralisieren. Außerdem lässt sich Sodbrennen durch verschiedene Hausmittel eindämmen. Dabei stellt sich der Erfolg aber zumeist nicht ganz so schnell ein wie bei der Einnahme stark basenhaltiger Präparaten.
Am sinnvollsten ist es allerdings, Sodbrennen von vornherein weitgehend zu verhindern, indem man sich ausgewogen ernährt und Genussmittel, die eine vermehrte Magensäureproduktion begünstigen, nur in Maßen konsumiert.

Gehölze, die Abhilfe schaffen: Brombeere, Linde

Sonnenbrand/leichte Verbrennungen

Ein Sonnenbrand stellt eine entzündliche Rötung der Haut dar, die durch direkte oder künstliche UV-Einstrahlung (zum Beispiel im Solarium) entstehen kann. Weitere Symptome eines Sonnenbrandes sind neben Hautrötungen auch eine Druckempfindlichkeit an den betroffenen Körperstellen sowie ein erhöhtes Wärmegefühl der Haut, deren oberste Schicht sich im Laufe der Zeit fetzenartig ablöst (umgangssprachlich als »Schälen der Haut« bezeich-

7 Eine Creme mit Rosskastanien ist wohltuend für sonnenverbrannte Haut.

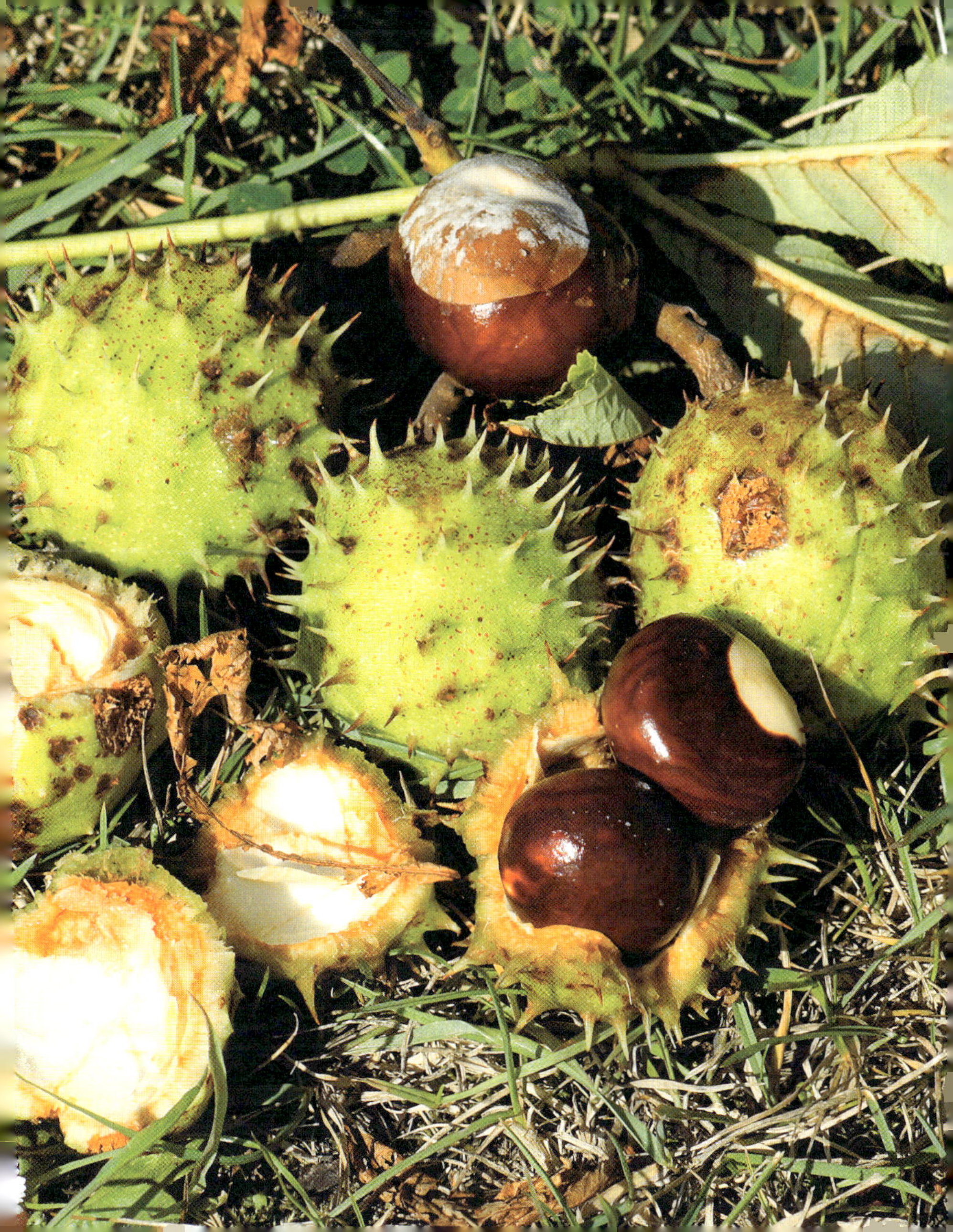

net). Bei akuten Fällen können darüber hinaus Schüttelfrost, Übelkeit Juckreiz, Schwellungen und Blasenbildung auftreten.
Leichte Verbrennungen, wie sie durch heiße Flüssigkeiten, Dämpfe, Gase, aber auch durch extrem starke Reibung entstehen können, ähneln in ihren Symptomen weitgehend denen des Sonnenbrandes und lassen sich in gleicher Weise behandeln.

Gehölz, das Abhilfe schafft: Rosskastanie

Verstopfung

Als Verstopfung (wissenschaftlich Obstipation) wird eine – bei normaler Nahrungsaufnahme – erschwerte oder zu seltene Darmentleerung bezeichnet. Als Minimum, damit keine Verstopfung vorliegt, gilt eine Stuhlgangshäufigkeit von mindestens 3-mal pro Woche an verschiedenen Tagen. Häufige Ursachen für eine Verstopfung sind Fehlernährung, bei der oft zu wenig Gemüse und Obst aufgenommen wird, unzureichende Flüssigkeitszufuhr, Stoffwechselstörungen oder angeborene Darmverwachsungen sowie eine mangelnde Peristaltik des Darms (darunter versteht man die wellenförmigen Kontraktionen, die der Darm ausführt).
Insbesondere bei Fehlernährung und zu geringer Flüssigkeitszufuhr sollte man nicht nur versuchen, das Problem durch den mehr oder weniger häufigen Einsatz von Hausmitteln zu lösen, sondern die auslösenden Ursachen abstellen. Neben dem Einsatz der Hausapotheke wirkt sich auch ausreichend Bewegung förderlich auf einen regelmäßigen Stuhlgang aus.

Allgemein wird das Problem von Verstopfung noch zu häufig bagatellisiert: Eine wichtige biologische Funktion der Kotabgabe besteht nämlich auch darin, giftige Substanzen und Verbindungen aus dem Körper zu entfernen. Je länger diese Stoffe jedoch im Darmtrakt bleiben, umso intensiver können sie auch belastend oder gar schädigend auf den Organismus einwirken.

Gehölz, das Abhilfe schafft: Heidelbeere

Wechseljahresbeschwerden

In Mitteleuropa setzen die Wechseljahre (fachsprachlich als Klimakterium bezeichnet) bei den meisten Frauen zwischen dem 40. und 50. Lebensjahr ein. Dabei handelt es sich um eine natürliche, im weiblichen Körper ablaufende Phase, während der die Reproduktionsorgane Teile ihrer Funktion nach und nach einstellen.
Ungeachtet der Tatsache, dass es sich dabei um keine Erkrankung handelt, können während dieser Phase oft Beschwerden auftreten, die sich vor allem in Form von Hitzewallungen, Schweißausbrüchen, Schwindelgefühlen und zeitweiligen Depressionen äußern.

Gehölz, das Abhilfe schafft: Brombeere

Zahnfleischrandentzündungen

Im Unterschied zur Parodontose sind bei dieser Erkrankung, die wissenschaftlich als Gingivitis bezeichnet wird, nicht die tiefer gelegenen Zahnhaltestrukturen, sondern nur die Zahnfleischrandbereiche betroffen. Allerdings kann sich eine unbehandelte Gingivitis im Laufe der Zeit zu einer Parodontose entwickeln.

Eine Gingivitis äußert sich unter anderem darin, dass das fast immer gerötete Zahnfleisch bereits nach leichtem Druck zu bluten beginnt. Außerdem können ödemartige Schwellungen auftreten, während Schmerzen für dieses Krankheitsbild eher untypisch sind.

Ursächlich für diese Erkrankung sind oft einzelne Bakterienarten aus der Mundflora, die sich zu stark vermehren konnten. Dadurch gerät die Mundflora aus dem Gleichgewicht und als Folgeerscheinung treten Entzündungen auf.

Gehölze, die Abhilfe schaffen: Eiche, Fichte, Tanne, Heidelbeere

Waldgehölze von Birke bis Weißdorn

Birken

Wichtige gesundheitliche/heilende Wirkungen: entzündungshemmend, harntreibend, steinlösend, stopfend, keimtötend, schmerzlindernd, blutreinigend, beruhigt den Verdauungstrakt

Schon aufgrund ihrer Rindenfärbung stellen diese Gehölze, die in der Mythologie zahlreicher Völker eine wichtige Rolle spielen, etwas Besonderes dar. In der Sprache der alten Germanen bedeutete das Wort »Birke« so viel wie »glänzend oder schimmernd«. Gleichzeitig fungierte die - auch als Rabenbaum bezeichnete - Birke als Symbol der Fruchtbarkeit, der Mutterschaft und des Mutterschutzes. Deshalb hatten die Germanen diesen Baum ihren zwei höchsten Göttinnen Frigg und Freya geweiht. Unter den altgermanischen Runen stand Berkana für die Birke.

In der altirischen Mythologie besteht eine sehr enge Beziehung dieses Baums zur Göttin Birgid, welche als Namenspatronin der Birke fungierte.

Bei den Galliern segneten die Druiden nicht nur die Neugeborenen mit Birkenzweigen, sondern verwendeten diese auch als Symbole bei rituellen Reinigungen.

Im Mittelalter war es in zahlreichen Gebieten Mitteleuropas Brauch, heiratswillige Burschen und Mädchen während einer Maifeier zu verkuppeln, die

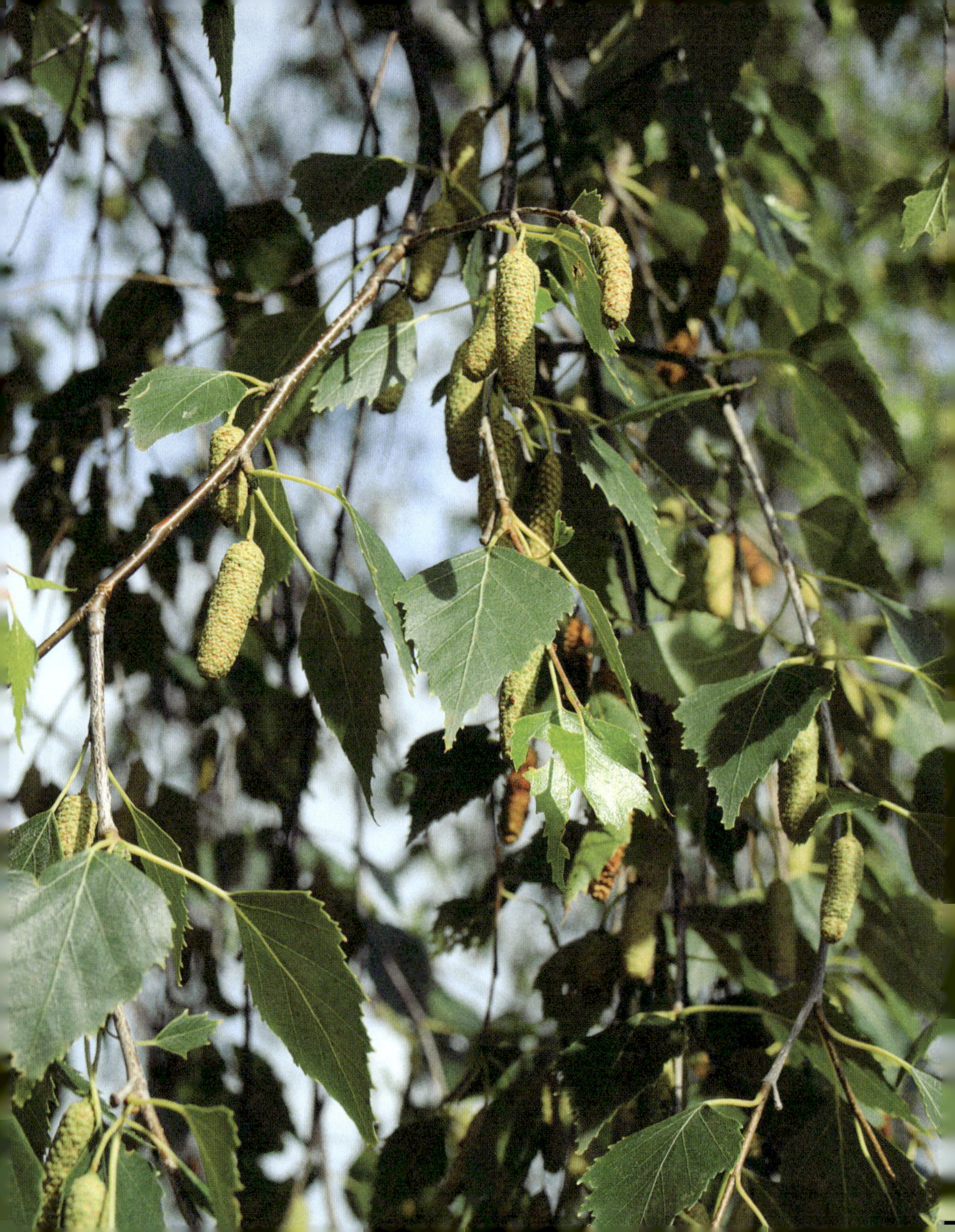

in einem Birkenwald stattfand. Daraus entwickelte sich im ländlichen Raum die Tradition, frisch geschlagene junge Birken, die auch als Maien bezeichnet werden, kurz vor Pfingsten neben den Hoftoren oder Haustüren aufzustellen. In den zurückliegenden Jahrhunderten erfolgte vielerorts eine breit gefächerte Verwendung der Birkenrinde, die deshalb auch oft als Birkenleder bezeichnet wurde. So stellte man daraus unter anderem Schuhe, Spanschachteln und sogar Rucksäcke her. Ohne die genauen wissenschaftlichen Ursachen zu kennen, hatten die Menschen schon vor langer Zeit immer wieder festgestellt, dass Birkenrinde eine gute antiseptische Wirkung besitzt. Deshalb verwendeten sie dieses Material gern zur Fertigung von Vorratsbehältern für Brot und Mehl.

Zahlreiche Sprachforscher gehen davon aus, dass der Ursprung des Wortes »Borke« auf die Rinde der Birke zurückzuführen ist. Interessant sind in diesem Zusammenhang auch die vielen volkstümlichen Synonyme für die Birke, wie etwa Bark, Barkbom, Berk, Berkert, Frühlingsbaum, Hexenbesen und Maibaum, die unter anderem in Ortsbezeichnungen integriert wurden und auch bei der Entstehung einiger Familiennamen Pate standen.

Die Birken (Betula) bilden innerhalb der Familie der Birkengewächse (Betulaceae) eine eigenständige Gattung, die mehr als 60 Arten umfasst. In Mitteleuropa sind deren bekannteste und zugleich am häufigsten in der Hausmedizin verwendete Vertreter die Moorbirke *(Betula pubescens)* und die Hängebirke *(Betula pendula)*. Letztere wird auch als Warzen-, Sand- oder Weißbirke bezeichnet.

Bei beiden Birkenarten handelt es sich um sehr robuste Gehölze, die vorwiegend eine baumartige Wuchsform haben und häufig als sogenannte Pionier-

8 Schon unsere Vorfahren wussten um die heilkräftigen Eigenschaften der Birke.

pflanzen Ödland besiedeln. Sowohl Hänge- als auch Moorbirken können eine Wuchshöhe von 25–30 m und ein Alter von 160 Jahren erreichen, wobei ihre Rinde in der Jugend lange Zeit weißlich bis schmutzig weiß ist. Mit zunehmendem Alter wandeln sich jedoch immer mehr Bereiche in dunkle Borke um, wodurch allmählich die charakteristische weiß-schwarze Färbung entsteht.

Interessant ist die Tatsache, dass auch die Hainbuche *(Carpinus betulus)*, die gern zur Gestaltung von Hecken genutzt wird, zur Gattung der Birken- und nicht der Buchengewächse (Fagaceae) gehört.

Das natürliche Verbreitungsgebiet der Hängebirke erstreckt sich mit Ausnahme Nordskandinaviens und der südlichen Mittelmeerbereiche auf ganz Europa und reicht bis weit nach Sibirien sowie in die Kaukasusregion und nach Nordpersien. Dabei ist die Vorliebe dieses Baums für relativ trockene Flächen in Laub- und Mischwäldern unverkennbar. Darüber hinaus findet man ihn des Öfteren an Waldrändern, auf offenen Heidelandschaften, in Dünen sowie in ausgetrockneten Mooren. Schon der Name Hängebirke nimmt Bezug darauf, dass ihre Zweige leicht nach unten hängen. An den jungen Zweigen befinden sich zahlreiche warzenähnliche Harzdrüsen, in denen mit fortschreitendem Alter eine massive Korkeinlagerung erfolgt. Zwischen April und Mai erscheinen die walzenähnlichen, nach unten hängenden Blütenstände, die umgangssprachlich als Kätzchen bezeichnet werden. Nach der Befruchtung entwickeln sich aus den weiblichen Kätzchen bis Anfang September die Samenstände. Dabei handelt es sich um etwa 3 mm lange Nüsschen, die mit sehr dünnen Flügeln ausgestattet sind, um so eine Verbreitung durch den Wind zu ermöglichen. Zwischen Mitte und Ende April erscheinen die gestielten, fast dreieckig aussehenden Laubblätter. Diese können Längen von 4–7 cm erreichen und haben eine ausgezogene Blattspitze sowie doppelt gesägte Ränder.

Die Moorbirke wird gelegentlich auch als Besen-, Haar- beziehungsweise Behaarte Birke bezeichnet, und das aus gutem Grund. Im Unterschied zur Hängebirke, deren junge Zweige stets kahl sind, weisen diese nämlich bei der Moorbirke eine dichte, flaumartige Behaarung auf. Des Weiteren haben die Laubblätter der Moorbirke eine rhombenähnliche Gestalt und werden nur 3–5 cm lang. Außerdem besitzen Moorbirken keine Harzdrüsen.
Das Verbreitungsgebiet dieser Birkenart erstreckt sich von Skandinavien über ganz Mitteleuropa, Norditalien sowie das Balkangebiet bis zum Kaukasus und nach Mittelsibirien.
In diesem riesigen Areal bevorzugen die Moorbirken feuchte Standorte, wie etwa Auen- und Bruchwälder sowie Moore und Sumpflandschaften.

Neben der Moor- und der Hängebirke kommen in Mitteleuropa noch die Niedrige Birke *(Betula humilis)* sowie die Zwergbirke *(Betula nana)* vor. Deren Teile spielen jedoch weder als Mittel in der Hausmedizin noch als Ausgangsstoffe in der pharmazeutischen Industrie eine größere Rolle.

In der Hausmedizin werden die Blätter der Moor- und der Hängebirke schon seit Langem zur Zubereitung von Tees sowie für Gesichtsmasken verwendet.

Ein weiteres Hausmittel ist der Birkensaft, dessen Gewinnung vor allem in Osteuropa eine sehr lange Tradition hat. Ein Nachteil dieses Saftes besteht darin, dass er auch im Kühlschrank nicht sonderlich lange haltbar ist. Um seine Haltbarkeitsdauer deutlich zu verlängern, wird er in Russland häufig vergoren. Allerdings führt ein übermäßiger Genuss dieses Getränks dann zu einem rauschartigen Zustand.

In Apotheken ist unter der wissenschaftlichen Bezeichnung Pix betulina Birkenteer erhältlich, der auch als Birkenpech sowie als Litauischer beziehungsweise Russischer Balsam bekannt ist. Dabei handelt es sich um ein Destillat, welches bereits seit Jahrhunderten aus der Rinde und den Zweigen von Birken gewonnen wird und sich bei der Behandlung von Ekzemen bewährt hat.

Sehr beliebt sind auch die aus den Knospen gewonnenen ätherischen Öle, welche man oft in haarwuchsfördernde Wässer und Tinkturen integriert.

Heilrezepte mit Birke

Birkenblättertee

Zur Zubereitung von Birkenblättertee eignen sich sowohl die frisch gepflückten Blätter als auch die Knospen sehr gut. Nachdem das Sammelgut gewaschen ist, 70–80 g davon in einen halben Liter kochendes Wasser geben. Diesen Ansatz 5 Minuten köcheln lassen und ihn danach auf eine Wärmeplatte stellen, damit er noch 10 Minuten zieht.

Vor dem Trinken den Tee, von dem man täglich 3–4 Tassen genießen kann, durch ein Sieb gießen.

Birkenblättertee wirkt nicht nur harntreibend, sondern hat sich auch als hervorragendes Mittel bei Harnblasenentzündungen (s. S. 47) und Nierenschwäche sowie Nierensteinen (s. S. 54) erwiesen. Des Weiteren wird er in der Hausmedizin gelegentlich bei Erkältungskrankheiten – allen voran Husten (s. S. 43), bei Durchfall (s. S. 39) sowie als unterstützendes Mittel bei ärztlich behandelter Gicht (s. S. 46) und bei erhöhten Blutzuckerwerten (s. S. 42) verabreicht.

Birkenblätter-Teemischung für Frühjahrskuren

Einige der in den Birkenblättern vorhandenen Inhaltsstoffe wirken blutreinigend und belebend. Deshalb werden Birkenblätter, wie im folgenden Beispiel, häufig in Teemischungen integriert, mit denen man sogenannte Frühlingskuren durchführt. Hier eine bewährte Mischung:

25 g frische Brombeerblätter
25 g frische Himbeerblätter
25 g frische Johannisbeerblätter
25 g frische Birkenblätter

Die Zubereitung dieses Tees erfolgt in gleicher Weise wie die des reinen Birkenblättertees. Eine Frühlingskur sollte sich mindestens über eine Woche erstrecken, wobei täglich 4–5 Tassen dieses Tees, vorzugsweise ungesüßt, getrunken werden. Falls Sie nicht auf ein Süßungsmittel verzichten möchten, sollten Sie statt Zucker Honig verwenden.

Birkensaft

Die Gewinnung von Birkensaft darf nur erfolgen, wenn einem die betreffenden Bäume selbst gehören oder man zuvor vom Besitzer die Erlaubnis (am besten schriftlich) eingeholt hat.
Am vorteilhaftesten hat es sich erwiesen, den Birkensaft zwischen März und

Ende Mai »zu zapfen«, weil er dann besonders reich an wertvollen Inhaltsstoffen ist. Zur Saftgewinnung muss in einen Birkenstamm ein 4–5 cm tiefes Loch mit einem Durchmesser von 1 cm gebohrt werden. In dieses Loch wird ein Plastik- oder Glasröhrchen gesteckt und unter dessen Ausgangsöffnung ein Gefäß gehängt, das zum Auffangen des Saftes dient. Nachdem genügend Birkensaft gewonnen wurde, unterstützt man den Baum bei der Regeneration seiner Wunde, indem man die Bohrung mit einem Pfropfen aus Baumwachs verschließt.

Birkensaft, von dem Sie 3-mal täglich einen Esslöffel einnehmen können, hat sich – ähnlich wie Birkenblättertee – sehr gut als Medizin bei Harnblasenentzündungen (s. S. 47), Nierenschwäche oder Nierensteinen (s. S. 54), Gicht (s. S. 46) sowie bei Rheuma (s. S. 55) und Bronchitis (s. S. 38) bewährt. Des Weiteren kann er sowohl innerlich als auch äußerlich bei Ekzemen (s. S. 39) und Hautausschlägen angewendet werden. Zur äußerlichen Anwendung die betroffenen Körperstellen mehrmals täglich mit Birkensaft einreiben.

Birkenbrei-Umschlag

Aus 1–2 kg frischen Birkenblättern und -knospen unter Hinzugeben von ganz wenig Wasser eine breiartige Masse kochen und auf etwa 40 °C abkühlen lassen. Dann als dünne Schicht auf die vom Rheuma (s. S. 55) betroffenen Körperbereiche auftragen und ein sauberes Leinen- oder Baumwolltuch darumwickeln. Anschließend sollte der Breiwickel mindestens eine Stunde einwirken können. Treten die rheumatischen Schmerzen nur kleinflächig auf, können Sie auf die betroffenen Stellen auch warme, mit Birkenblättertee getränkte Kompressen legen.

9 Birkensaft eignet sich zur inneren wie zur äußerlichen Anwendung.

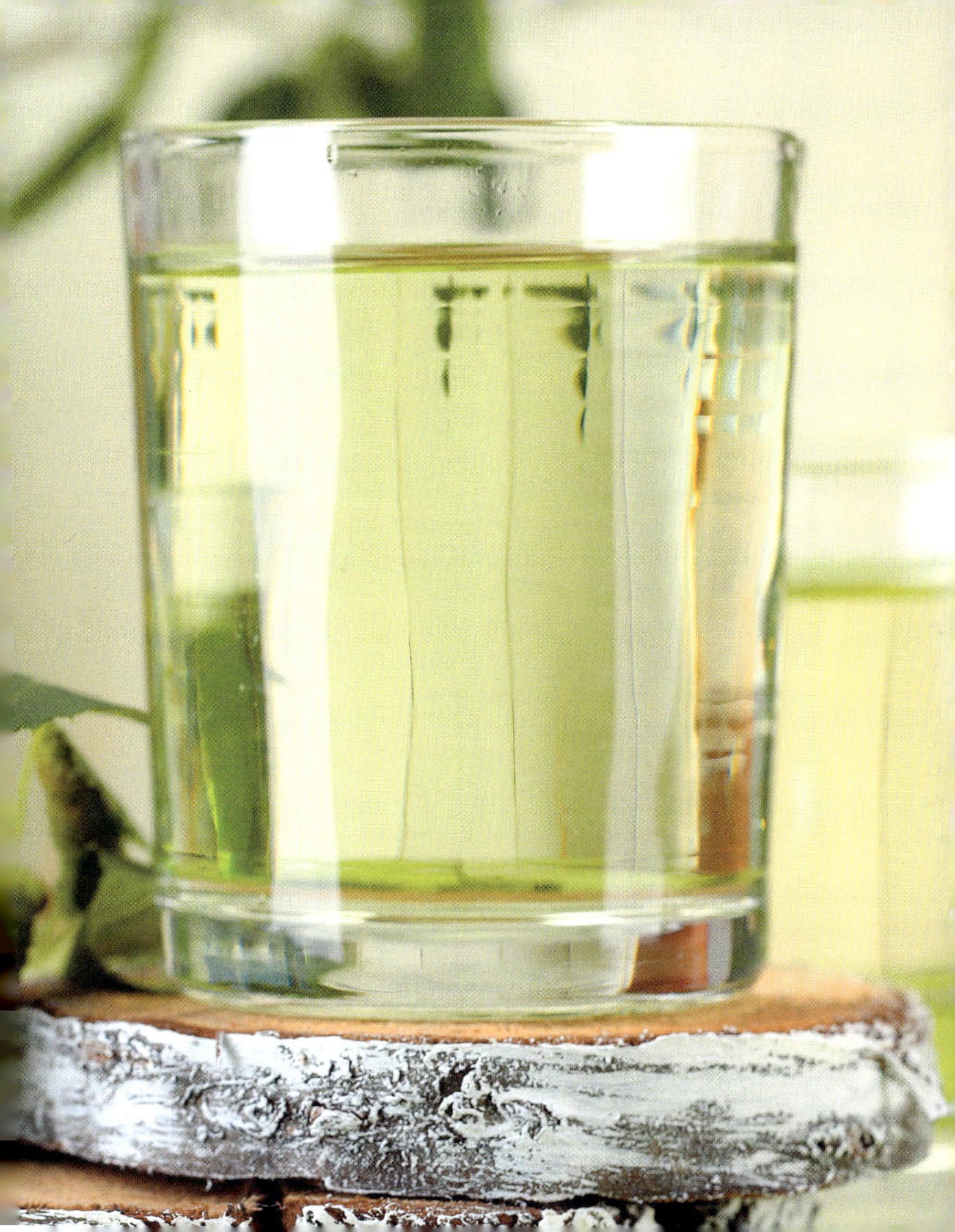

Gesichtsmaske mit Birkenblättern

Weil Birkenblätter die Haut nicht nur reinigen, sondern auch beleben, werden sie gern in pflegende Gesichtsmasken integriert.

Hierzu benötigen Sie:

1 gehäuften EL frische Kamillenblüten
1 gehäuften EL frische Birkenblätter
1 gehäuften EL Hafermehl
flüssigen Bienenhonig

Die Kamillenblüten und die Birkenblätter zunächst sehr klein hacken und anschließend im Mörser zu einer breiähnlichen Masse zerstampfen. Diese Masse mit dem Hafermehl mischen und anschließend so lange Bienenhonig dazugeben, bis das Ganze eine cremige Konsistenz erhält. Nun die Maske mit den Fingern oder einem Pinsel als dünne Schicht auf das Gesicht auftragen und mindestens 20 Minuten einwirken lassen. Danach die Gesichtsmaske mit lauwarmem Wasser abwaschen.

Tipp

Anstatt der Kamillenblüten können Sie auch Ringelblumenblüten verwenden. Ebenso ist es möglich, statt des Honigs naturbelassenen Quark oder Joghurt zu nehmen.

Brombeere

Wichtige gesundheitliche/heilende Wirkungen: entzündungshemmend, desinfizierend, schleimlösend, keimtötend, schmerzlindernd, blutreinigend, blutzuckersenkend, fiebersenkend, beruhigt den Verdauungstrakt

Zwischen den sprachlichen Wurzeln der »Brombeere« und dem flüssigen chemischen Element Brom, das erst im Jahre 1826 durch den französischen Chemiker Antoine-Jérôme Balard entdeckt wurde, besteht keine Verbindung. Stattdessen leitet sich die Bezeichnung »Brombeere« von dem althochdeutschen Wort »bramberi« ab, was so viel wie Dornenstrauch bedeutet. Gegenwärtig existieren für die Brombeere mehrere volkstümliche Namen, wie Abfangsbeere, Bachbeere, Bräkebeere, Brambeere, Bramel, Brämel, Brämen, Braunbeere, Brennbeere, Brenndorn, Brombesing, Bromedorn, Bromelbeere, Brumenbeere, Brunnenbeere, Dornbeere, Eisenbeere, Frombeere, Gaulhimbeere, Hirschbeere, Hirschbollen, Katerauge, Kratzbeere, Kratzelbeere, Moren, Nurr, Pferdebeere, Rahmbeere, Rankenbeere, Schwarze Himbeere, Spitzbeere, Swartjebeere und Titanenblut.

Vor einigen hundert Jahren verbot es der Volksglaube noch vielerorts, reife Brombeeren vor dem Beginn der Weinlese zu pflücken. Man ging damals davon aus, dass Gott den Wein und der Teufel die Brombeeren geschaffen hatte. Mit deren frühzeitigem Genuss wollte der Teufel die Menschen angeblich in Versuchung führen, damit sie ihm anschließend verfallen.

Eine andere Legende besagt, dass die Riesen, die zu antiken Zeiten lebten,

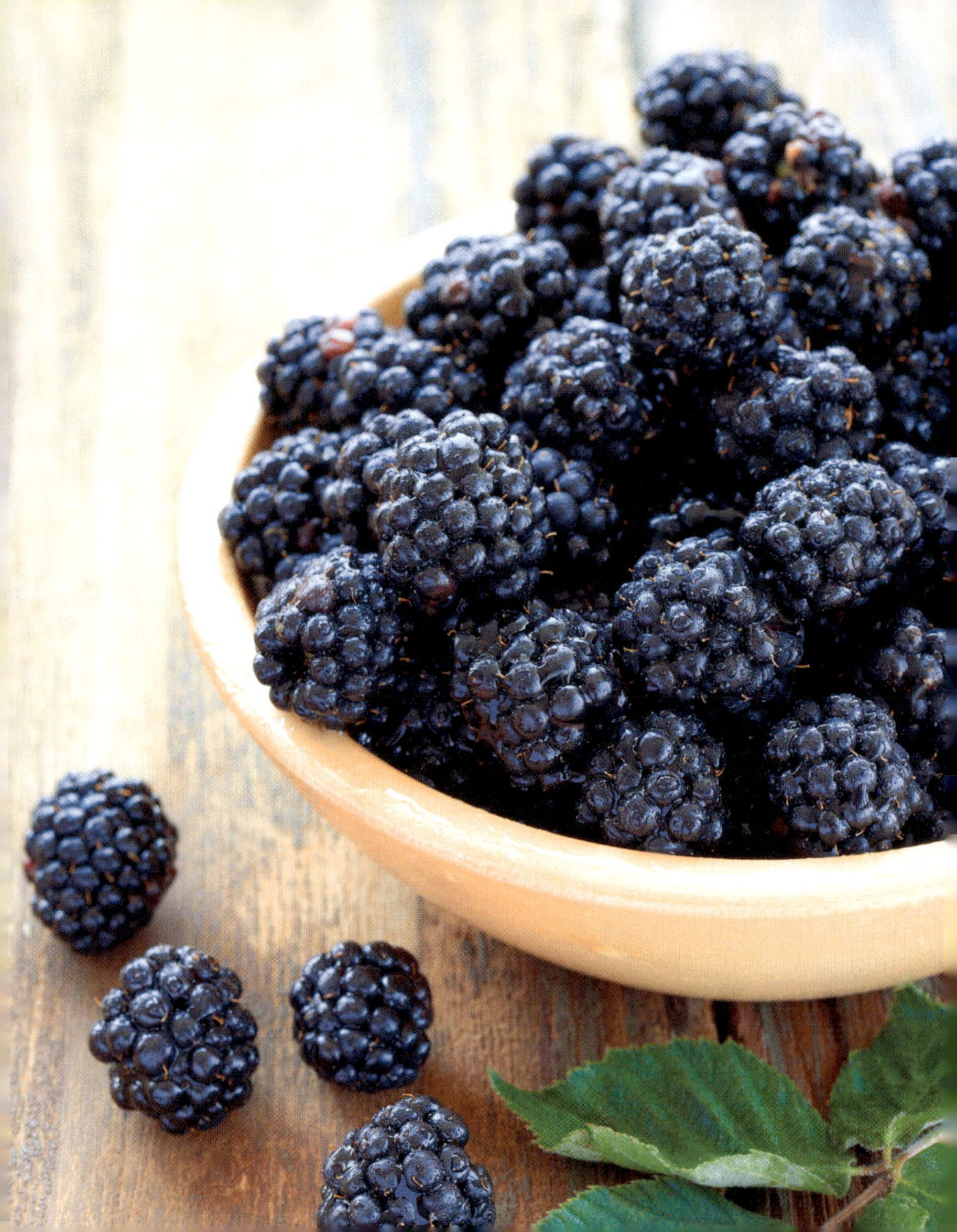

die Brombeere stets mit Opfergaben bedachten. Die Riesen fürchteten nämlich, die Brombeeren könnten sie zu Fall bringen und danach dauerhaft am Erdboden festhalten. Basierend auf dieser Legende entstanden verschiedene Zauber- und Segenssprüche. Einer dieser Sprüche war speziell für Schäfer gedacht und wurde normalerweise am 6. Mai, dem Tag des heiligen Georg, aufgesagt. Er lautet: »So wie euch Schäfern die Brombeerbüsche nichts anhaben können, so soll auch kein böser Zauber an euch hängen bleiben.« Im Mittelalter glaubten außerdem viele Menschen, dass sie mit einem dornigen Brombeerzweig in der Hand in der Lage wären, Hexen und böse Geister zu erkennen.
Brombeerblätter gehören zu den ältesten Heilmitteln der Menschheit und werden bereits in den Schriften der antiken Gelehrten Theophrastos von Eresos, Galen und Dioscurides erwähnt. Damals wurden die Blätter dieses Strauchs vor allem bei Magen- und Darmleiden sowie als Wasser ausschwemmendes Mittel verwendet. Im alten Arabien war es vielerorts gebräuchlich, Brombeerblätter zum Brauen von Liebestränken zu verwenden. Dieser Brauch hat sich in einigen arabischen Ländern bis heute erhalten.

Die Brombeere *(Rubus fruticosus)* gehört zur Familie der Rosengewächse (Rosacea), was man besonders gut an dem Aufbau und der Form ihrer Blüten erkennen kann. Ihr Gattungsname Rubus = rot nimmt dabei Bezug auf den dunkel rotvioletten Fruchtsaft dieser Beerenart, während der Artname fruticosus = fruchtbar zum einen auf die Wuchsfreudigkeit dieses Strauches und zum anderen auf die reichlich ausgebildeten Früchte hindeutet.
Das natürliche Verbreitungsareal der Brombeere erstreckt sich von Nordafrika und Vorderasien über die gemäßigten Klimazonen bis nach Nordame-

10 Reife Brombeeren: wahre Vitamin- und Mineralstoffbomben, die auch vorbeugend wirken.

rika. Dabei ist zwar die Vorliebe dieser Pflanze für kalk- und stickstoffreiche Standorte in sonnigen sowie halbschattigen Lagen unverkennbar, aber zugleich hat sie sich auch als sehr anpassungsfähig erwiesen. Deshalb findet man Brombeeren nicht nur in lichten Wäldern, auf Kahlschlägen, Wiesen, Weiden, an Wegrändern, feuchten Hängen und in Auenlandschaften, sondern auch auf Ruderalflächen sowie Halden, wo sie nicht selten als Pionierpflanzen fungieren.

Bei der Brombeere handelt es sich um einen halbimmergrünen, äußerst robusten Strauch mit langen, bogenähnlich überhängenden Zweigen. Weil die Zweige mehrerer Brombeergenerationen oft übereinanderstehen, entsteht in vielen Fällen ein dichtes, schwer durchdringbares Gebüsch. Die einzelnen Zweige der Brombeeren erreichen Längen von 20–200 cm und weisen einen rundlichen bis fünfkantigen Querschnitt auf, wobei manchmal zusätzliche Riefen vorhanden sind. Außerdem befinden sich an den Zweigen der Brombeer-Wildformen in unregelmäßigen Abständen kräftige Stacheln. Derartige Stacheln fehlen der gern in Gärten gepflegten Kulturform aus dem Sortenkreis »Thronfree«. Bei diesen Sorten wurden die Stacheln ganz bewusst weggezüchtet, um dadurch ein bequemeres Pflücken der Früchte zu ermöglichen.

Halbimmergrüne Gehölze

Die Botanik versteht unter halbimmergrünen Gehölzen Arten, die unter winterlichen Bedingungen nur einen Teil ihrer Blätter abwerfen. Erst bei länger anhaltenden Extremtemperaturen beginnen auch solche Gehölze komplett zu verkahlen.

Bei den Brombeeren tragen die Sprosse des ersten Jahres, die auch als Schösslinge bezeichnet werden, zumeist nur Laubblätter. Diese langstieligen, drei- bis fünfzähligen Laubblätter besitzen eine ovale Form, die am Ende spitz ausläuft. An den Laubblättern befinden sich kleine Stacheln und Stieldrüsen. Außerdem sind die Blattränder einfach oder doppelt gesägt und die Blattunterseiten weisen hellgraue Büschelhärchen auf, die sich filzig anfühlen.

Im Unterschied zu den Schösslingen bringen die älteren Triebe reichlich Blüten hervor, die jeweils fünf weiße oder zart rosafarbene Kronblätter besitzen. Diese Blüten erscheinen von Mai bis August und sind in locker stehenden Rispen vereint. Nach der Befruchtung entwickeln sich aus den Blüten allmählich die schwarzen Früchte, welche im unreifen Zustand noch eine weinrote Färbung haben. Die reifen Früchte weisen einen sehr hohen Gehalt an Vitamin C und Beta-Carotinen, bei denen es sich um Vorstufen des Vitamins A handelt, sowie an Apfelsäuren, Salicylsäure, Milchsäure, Kalzium, Kalium, Magnesium und Kupfer auf.

Als Sammelgut für die Hausmedizin eignen sich sowohl die Laubblätter als auch die reifen Früchte.

Die Doppelgängerin

Ein Strauch, welcher der Brombeere nicht nur stark ähnelt, sondern zu dem auch eine sehr enge Verwandtschaft besteht, ist die Kratzbeere *(Rubus caesius).* Sie wird auch als Bereifte Brombeere, Bockbeere oder Ackerbeere bezeichnet.

Die Kratzbeere wächst bevorzugt an Gewässerufern sowie in Auenwäldern. Im Unterschied zur Brombeere sind ihre Früchte, die relativ leicht zerfallen, jedoch deutlich kleiner und nicht ganz so aromatisch.

Heilrezepte mit Brombeeren

Heiße Brombeeren

Heiße Brombeeren entfalten eine lindernde Wirkung bei (fiebrigen) Erkältungskrankheiten (s. S. 43), Mandelentzündungen sowie bei Bronchitis (s. S. 38).

Sie benötigen dazu:

200 g frische, gewaschene Früchte (ersatzweise eignen sich auch eingeweckte Brombeeren; in diesem Fall die Zuckermenge reduzieren)

Saft von 1 frisch ausgepressten Zitrone (oder von 2 Limetten)

40 g Zucker

Alle Zutaten zusammen in einen Topf geben und unter ständigem Rühren kurz aufkochen. Anschließend die Beeren mitsamt dem ausgetretenen Saft so heiß wie möglich verzehren.

Brombeerlikör

Ein Gläschen Brombeerlikör kann sowohl bei Völlegefühl nach zu fettem und/oder zu reichhaltigem Essen als auch bei Blähungen (s. S. 36) Linderung verschaffen.

Zur Herstellung von Brombeerlikör benötigen Sie:

150 g Zucker

250 g frische, gewaschene und abgetrocknete Brombeeren

500 ml 32–38 %igen klaren Schnaps (wie etwa Doppelkorn oder Wodka)

Zuerst den Zucker und danach die Früchte in eine Flasche geben. Anschließend den Schnaps darübergießen, die Flasche verschließen und diese für 4–6 Wochen an einen relativ warmen Platz, beispielsweise auf den Küchenschrank, stellen. Während dieser Zeit die Flasche einmal pro Woche kräftig durchschütteln, weil sich dadurch der Zucker schneller auflöst. Schließlich den Likäransatz durch ein Küchensieb gießen und die Flüssigkeit in einer Schüssel auffangen, in verschließbare Flaschen füllen und diese bei Zimmertemperatur oder im Kühlschrank aufbewahren.

Brombeerblättertinktur

Zur Herstellung dieser Tinktur füllen Sie ein Schraubglas in lockerer Schichtung mit frischen, gewaschenen und trocken geschüttelten Brombeerblättern. Anschließend so viel 32–38 %igen klaren Schnaps darübergießen, bis das Glas fast randvoll ist. Diesen Ansatz 4–6 Wochen an einem warmen Platz ziehen lassen, danach die Blätter herausfiltern und die Tinktur in eine dunkle, verschließbare Flasche füllen.

Diese Tinktur hilft unter anderem gegen Durchfall (s. S. 39), wobei dann täglich 2- bis 3-mal 40–50 Tropfen eingenommen werden sollten.

Des Weiteren besitzt diese Tinktur eine blutreinigende Wirkung und unterstützt den Heilungsprozess bei Ekzemen, Hautausschlägen und Wunden.

Brombeerblättertee

Zur Zubereitung dieses Tees benötigt man 2 gehäufte Teelöffel frischer oder getrockneter Brombeerblätter, die mit 150 ml kochendem Wasser übergossen werden. Anschließend diesen Tee 10 Minuten ziehen lassen und ihn dann in kleinen Schlucken trinken.

Brombeerblättertee, von dem man täglich 3–4 Tassen genießen kann, hilft gut bei Durchfall (s. S. 39), Entzündungen des Mund-Rachen-Hals-Raums (s. S. 40), Fieber (s. S. 44), Harnblasen- (s. S. 47) und Mandelentzündungen (s. S. 40), Wechseljahresbeschwerden (s. S. 61) sowie Sodbrennen (s. S. 57). Außerdem bewirkt das Trinken dieses Tees, dass sich viele Patienten, die unter erhöhten Blutzuckerwerten (s. S. 42) leiden, wohler fühlen.

Brombeerblätter-Teemischung bei Magenverstimmungen

Als unterstützend bei Magenverstimmungen sowie zur Heilung der Magenschleimhaut hat sich eine Teemischung aus jeweils gleichen Teilen frischer oder getrockneter Kamillenblüten, Pfefferminze und Brombeerblättern erwiesen.

Zur Zubereitung dieses Tees werden 2 gehäufte Teelöffel dieser Mischung mit 200 ml kochendem Wasser übergossen. Den Tee 5–10 Minuten ziehen lassen und dann in kleinen Schlucken trinken. Um den Magen nicht unnötig »zu reizen«, sollte auf Zucker oder sonstige Süßungsmittel verzichtet werden.

Eichen

Wichtige gesundheitliche/heilende Wirkungen: desinfizierend, entzündungshemmend, lässt Schwellungen abklingen, beruhigt den Verdauungstrakt, pilzhemmend

Schon seit dem Altertum besteht bei vielen Völkern Mitteleuropas eine sehr enge Verbindung zu den Eichen. Die Eiche stellt mit ihren starken Wurzeln in zahlreichen nordischen Legenden ein Bindeglied zwischen Himmel, Erde und Unterwelt dar. Die alten Germanen hatten diese Bäume ihrem Kriegsgott Thor geweiht, der mit seinem heiligen, aus Eichenholz gefertigten Hammer als Beschützer gegen Riesen, Trolle und Dämonen galt.
Auch bei den alten Römern besaß die Eiche einen hohen Stellenwert. Sie hatten die Eiche ihrem Gott Jupiter geweiht und opferten diesem alljährlich einen weißen Ochsen.
In dem mittelalterlichen Mythos der Artussage versammelte der König seine Ritter der Tafelrunde an einem Tisch aus Eichenholz. Auch der Volksheld Robin Hood wird mit der Eiche in Verbindung gebracht. Der Legende nach lebten er und seine Mannen in den Eichenwäldern von Sherwood. Sie nutzten ebenfalls das Holz der Eichen, um daraus kräftige Knüppel herzustellen. Eichen galten als Symbole für Stärke, Langlebigkeit, Bodenständigkeit und Härte. Außerdem dienten sie als Plätze, unter denen man Versammlungen, Beratungen und Gerichte abhielt sowie Hochzeiten feierte. Aus all diesen Gründen wurde die Eiche oftmals als die »Königin unter den Bäumen« bezeichnet.

Im Altisländischen bedeutet das Wort »eik« ganz allgemein »Baum« und die wissenschaftliche Gattungsbezeichnung »Quercus« basiert auf keltischen Ursprüngen. Diese Gattungsbezeichnung enthält nämlich die keltischen Vokabeln »quer« = schön und »cuez« = Baum, somit lautet die wörtliche Übersetzung »schöner Baum«. Mundartlich wird die Eiche gelegentlich auch als Eichbaum, Eichelbaum, Eck, Ecke, Eckboom, Eckenboom, Eckelboom, Ach'n und Ache bezeichnet.

Zusammen mit der Birke und der Linde gehört die Eiche zu denjenigen Gehölzen, die oft in der Wappenkunde, der Heraldik, Verwendung fanden. Neben der Darstellung als kompletter Baum wurden dabei auch oft nur einzelne Teile wie etwa Zweige, Blätter oder die als Eicheln bezeichneten Früchte in einzelne Wappen integriert.

Des Weiteren fungiert(e) Eichenlaub, nicht selten in Kranzform dargestellt, als ein wichtiges Symbol auf militärischen und zivilen (z. B. sportlichen) Abzeichen und Medaillen. Bereits im alten Rom schmückten sich Feldherren und Cäsaren häufig mit einem Eichenkranz auf dem Kopf. Auch das Zunftzeichen der Gerber ist oftmals von Eichenlaub umsäumt, und das nicht ohne Grund: Die gemahlene Eichenrinde, die als Lohe bezeichnet wird, war nämlich zum Gerben des Leders unverzichtbar.

In früheren Jahrhunderten spielte die Eiche auch im Aberglauben eine große Rolle, wobei Exemplaren, die an Wegkreuzungen standen, eine besonders starke Zauber-, Heil- und Schutzkraft zugesprochen wurde. Beispielsweise sollten Eichen vor bösen Geistern und Hexerei schützen. Nicht wenige Menschen nahmen deshalb regelmäßig einen Eichenzweig mit in ihr Haus, weil sie glaubten, dass dieser negative magische Einflüsse abwehrte.

Im Großbritannien war es früher in manchen Gebieten üblichen, bei Zahn-

11 Die starke Eiche gilt in der Mythologie als Verbindung zwischen Himmel, Erde und Unterwelt.

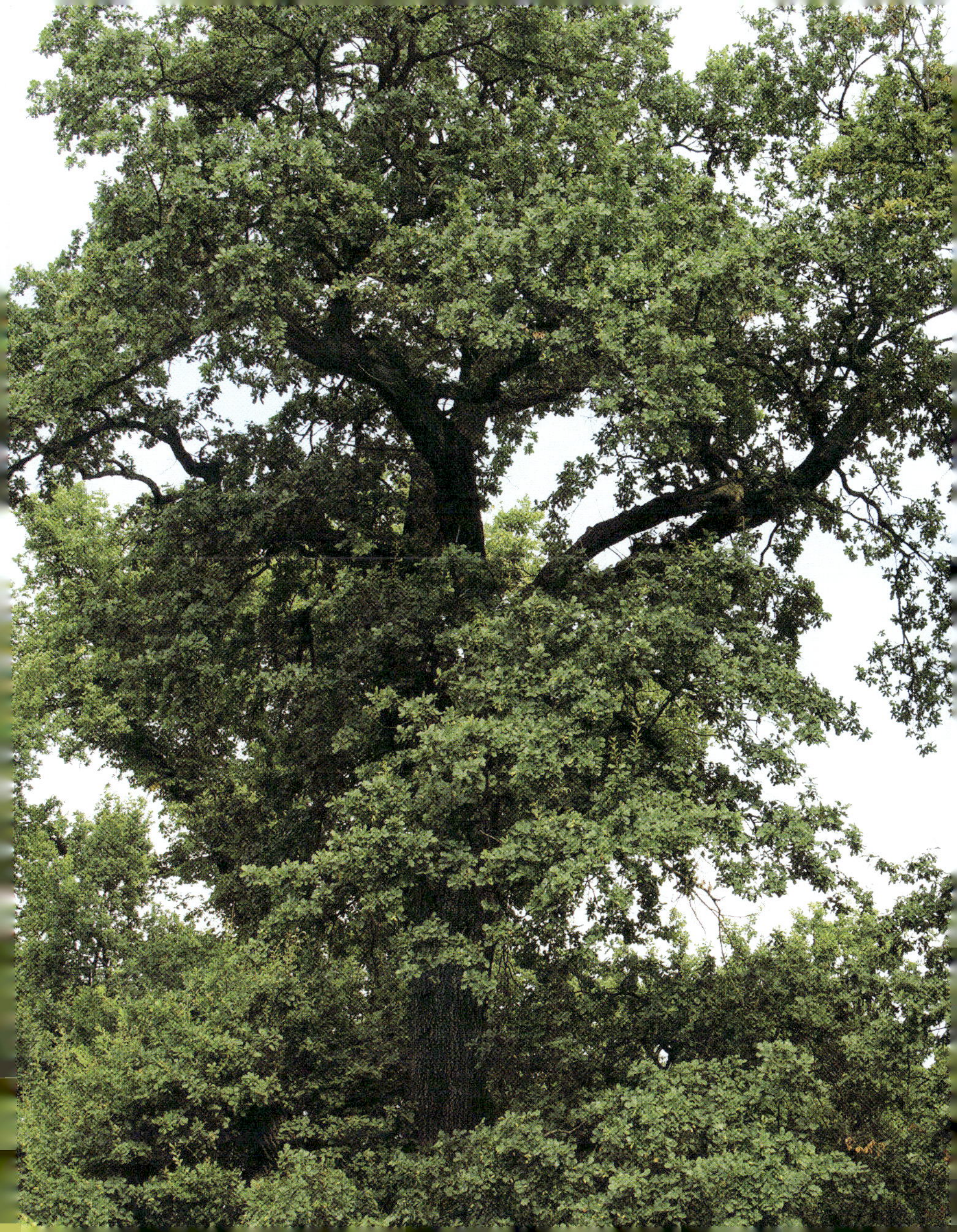

schmerzen einen Nagel in eine Eiche zu schlagen, weil dies eine Schmerzlinderung beziehungsweise -befreiung bewirken sollte. Im Unterschied zu diesem unwirksamen Ritual erwies sich der Ratschlag walisischer Hexen als weitaus sinnvoller: Sie empfahlen nämlich, schlecht heilende Wunden mit Eichenrinde abzureiben.
Ein altes deutsches Sprichwort, das manchmal auch als Bauernregel angesehen wird, rät bei Gewitter zu folgendem Verhalten:

Vor Eichen sollst du weichen,
und Weiden sollst du meiden.
Zu Fichten fliehe mitnichten.
Linden sollst du finden,
und Buchen musst du suchen.

Obwohl man unter sämtlichen Bäumen bei einem Gewitter einem deutlich höheren Risiko ausgesetzt ist, enthält diese Volksweisheit trotzdem ein Körnchen Wahrheit. Die deutlich rauere Borke der Eichen und Weiden leitet nämlich einen Blitzeinschlag schlechter in den Boden als die wesentlich glattere Buchenrinde. Hinzu kommt, dass Eichen und große Weiden oft einzeln in der Feldflur oder auf Wiesen stehen und deshalb Blitze leichter anziehen.

Alte Wetterregeln – nicht immer verlässlich
Bei den alten Bauernregeln gibt es viele, die häufig zutreffen. Auf andere ist dagegen weniger Verlass. Zu den Letzteren gehört diese:

Grünt die Eiche vor der Esche,
bekommt der Sommer eine Wäsche (verregneter Sommer).
Grünt die Esche vor der Eiche,
erhält der Sommer eine Bleiche (heißer, sonniger Sommer).

Als Heilpflanzen können Eichen bereits auf eine sehr lange Tradition verweisen. So nutzte bereits der griechische Arzt Hippokrates die Eichenrinde als Heilmittel. Auch Dioscurides schätzte die zusammenziehende Wirkung der Eichenrinde und verwendete sie vor allem bei Darmkoliken. Im Mittelalter versuchte man Krankheiten häufiger mit Eicheln als mit Eichenrinde zu kurieren. Letztere gewann erst wieder mit Beginn des 19. Jahrhundert stärker an Bedeutung.

Interessant ist auch die Tatsache, dass bis in 18. Jahrhundert hinein Eicheln vielerorts ein wichtiges Nahrungsmittel für die Menschen waren. Aus den Eicheln wurden zunächst mithilfe von Salzwasser die Bitterstoffe weitgehend entfernt. Danach trocknete man diese Früchte, röstete sie anschließend und zerrieb sie zu Mehl. Dieses wurde entweder mit Getreidemehl vermischt und zu Brot verbacken oder mit Honig beziehungsweise süßen Früchten verfeinert und anschließend roh gegessen. Nach den beiden Weltkriegen diente Eichelschrot außerdem oftmals als Kaffee-Ersatz.

Die Gattung der Eichen umfasst etwa 450 Arten und gehört ihrerseits in die Familie der Buchengewächse (Fagaceae). Für die Hausmedizin sind vor allem die Stieleiche *(Quercus robur)* sowie die Traubeneiche *(Quercus petraea)* von Bedeutung, bei denen es sich zugleich um die beiden in Mitteleuropa am häu-

figsten vorkommenden Arten handelt. Das natürliche Verbreitungsgebiet beider Eichen umfasst nahezu ganz Europa und erstreckt sich bis nach Kleinasien. Sowohl Trauben- als auch die Stieleichen können bis zu 40 m hoch werden und dabei ein Alter von 500–1000, in selteneren Fällen auch bis 1400 Jahren erreichen. Bis diese Bäume ihr Höhenwachstum beenden, vergehen 120–200 Jahre.
Als Standorte bevorzugt die Traubeneiche nährstoffreiche, lockere Böden, die nicht übermäßig viele Steine aufweisen. Auf staunassem Untergrund beziehungsweise Standorten, die einen hohen Grundwasserspiegel aufweisen, fühlt sich diese Eichenart nicht wohl.
Wenngleich auch die Stieleiche keine Staunässe mag, bevorzugt sie jedoch feuchte Böden mit einem hohen Humus- und Nährstoffgehalt. Die auch als Sommer- oder Deutsche Eiche bezeichnete Stieleiche besitzt fast immer eine stark ausladende Krone mit dicken Ästen. Zumeist verzweigt ihr Stamm schon wenige Meter über dem Boden. Ihre kurz gestielten Laubblätter können bis zu 14 cm lang werden; sie besitzen eine umgekehrt ovale Form und sind stark gebuchtet. Die Blühzeit erstreckt sich von April bis Mai, wobei die männlichen Blüten in hängenden Kätzchen vereint sind, während die weiblichen auf gemeinsamen Blütenstielen sitzen. Nach der Befruchtung entwickeln sich bis Oktober daraus die Eicheln.
Im Unterschied zur Stieleiche besitzt die Traubeneiche einen schlankeren Stamm, der sich fast bis zum Wipfel verfolgen lässt. Des Weiteren sind bei der Traubeneiche die Blattstiele deutlich länger als die Stiele der Früchte. Diese sitzen dicht gedrängt in scheinbaren Trauben zusammen und standen für den Populärnamen dieses Baumes »Pate«. Bei der Stieleiche sind die Proportionen genau umgekehrt. Die Stiele ihrer Früchte sind länger als die der Blätter.

Als Sammelgut eignet sich vor allem die Rinde, von der man am besten zwischen März und April einen kleinen Vorrat abschält. Entweder verwendet man diese Rinde im frischen Zustand oder zerkleinert sie stark und lässt sie anschließend an einem warmen luftigen Platz gründlich trocknen. Zur weiteren Aufbewahrung eignet sich am besten ein Schraubglas. Die in der Rinde enthaltenen Gerbstoffe, Bitterstoffe, Tannine und Gallussäuren wirken zusammenziehend, antibakteriell, entzündungshemmend und blutstillend.

Heilrezepte mit Eiche

Eichenrindentee

Einen gehäuften Teelöffel zerkleinerte Eichenrinde in 200 ml kochendes Wasser geben und 5–7 Minuten bei starker Hitze weiterkochen. Anschließend den Tee durch ein Sieb gießen. Pro Tag kann man von diesem Tee 3–4 Tassen trinken.

Eichenrindentee hat sich schon seit Langem als ganz hervorragendes Mittel gegen Durchfall (s. S. 39) bewährt. Außerdem eignet er sich (wobei dafür durchaus die doppelte Menge Eichenrinde zur Zubereitung verwendet werden kann) zum Spülen/Gurgeln bei Entzündungen des Mund-Rachen-Hals-Raums (s. S. 40) sowie des Zahnfleischrandes (s. S. 62). In Absprache mit dem behandelnden Arzt bietet es sich auch an, täglich 1–2 Tassen Eichenrindentee zu trinken, wenn die Blutzuckerwerte erhöht sind (s. S. 42).

Eichenrindentinktur

2 gehäufte Esslöffel Eichenrindenstücke in ein 500-ml-Schraubglas füllen und bis fast zum Rand 32–38 %igen klaren Schnaps darübergießen. Nun

das Glas verschließen und 5–6 Wochen lang an einen warmen Platz stellen. Nach dieser Zeit die Eichenrindenstücke herausfiltern und die Tinktur in eine dunkle, verschließbare Flasche füllen.
Diese Tinktur hilft bei Durchfall (s. S. 39), wobei die Dosis täglich 2- bis 3-mal 25–30 Tropfen beträgt. Wer die Tinktur als »zu scharf« empfindet, kann sie im Verhältnis 1:1 mit Wasser oder lauwarmem Kamillentee verdünnen.
Des Weiteren kann man Eichenrindentinktur in kleinere Wunden träufeln, die dadurch desinfiziert und zur schnelleren Heilung angeregt werden. Allerdings ist diese Behandlungsmethode, ähnlich wie beim Verwenden von Jod, ein klein wenig schmerzhaft.

Bäder und Waschungen mit Eichenrindenflüssigkeit
Zunächst 2–3 Handvoll Eichenrinde zusammen mit 2 l Wasser in einem Topf zum Kochen bringen. Nach 5–10 Minuten diesen Ansatz vom Herd nehmen und ihn 12–24 Stunden lang ziehen lassen. Danach die Rinde mithilfe eines Siebs herausfiltern. Die dabei aufgefangene Flüssigkeit in 20–30 l handwarmes Wasser geben und für Sitzbäder, Bäder von einzelnen Gliedmaßen oder auch für Waschungen nutzen.
Eichenrindenbäder und/oder -waschungen sollten 3- bis 5-mal wöchentlich erfolgen. Sie eignen sich zur Behandlung/Heilung/Linderung von Venenentzündungen (s. S. 49), Fußpilz (s. S. 45), Ekzemen (s. S. 39) und Furunkeln (s. S. 44). Sehr gute Erfolge wurden durch regelmäßige Bäder auch bei Krampfadern und Hämorrhoiden (s. S. 46) erzielt, die dadurch merklich schrumpfen. Ebenso stimulieren derartige Bädern bzw. Waschungen oftmals den Heilungsprozess bei nässenden Wunden sowie Geschwüren.
Die Dauer je Bad/Waschung sollte mindestens 10–15 Minuten betragen.

Wenn möglich, anschließend die betroffene Körperregion nicht abfrottieren, sondern an der Luft trocknen lassen.

Fichte und Tanne

Wichtige gesundheitliche/heilende Wirkungen: muskelentspannend, schleimlösend, desinfizierend, entzündungshemmend, schmerzlindernd, durchblutungsfördernd, blutreinigend, antibakteriell

Weil die meisten Nadelbäume ihr grünes, als Nadeln bezeichnetes Laub ganzjährig tragen, üben sie auf viele Menschen eine besondere Faszination aus. Mehr noch, für nicht wenige Menschen stellen Nadelbäume den Inbegriff des Waldes dar.
Zwei Nadelgehölze, die für die Menschen bereits seit Jahrhunderten eine Bedeutung haben, sind die Gemeine Fichte *(Picea abies)*, auch als Gewöhnliche Fichte, Rotfichte und Rottanne bezeichnet, sowie die Weißtanne *(Abies alba)*.
Fichten stellen in der germanischen Mythologie Baumheiligtümer dar. Aufgrund ihrer immergrünen Erscheinung galten sie als Schutzbäume, welche die Verbindung zwischen himmlischer und irdischer Lebenskraft symbolisierten. Eine ähnliche Rolle spielt eine riesige Fichte in den Legenden vieler sibirischer Urvölker. Diese glaubten nämlich, dass die Riesenfichte von der Erde bis in den Himmel gewachsen war und dadurch das Reich der Geister mit der Welt der Menschen sowie der Unterwelt verband.

Bei den alten Römern waren Fichtenzweige Bestandteile des Totenkultes und Symbole der Trauer. So wurden Fichtenzweige als Trauerzeichen an den Häusern angebracht, in denen kurz zuvor jemand verstorben war. Außerdem legten die Römer bei der Einäscherung ihrer Toten fast immer einige Fichtenzweige mit auf den Scheiterhaufen.

In späteren Jahrhunderten stellte man Fichten, ähnlich wie Birken, im Frühling neben die Haustüren beziehungsweise Hoftore, weil sie als Sinnbild für die sich regenerierende Natur betrachtet wurden. Auch in den grimmschen Märchen, beispielsweise in Hänsel und Gretel, liefern Fichten in Form eines Waldes eine wichtige Kulisse für die Handlung.

Des Weiteren fungierte die Fichte schon seit dem 16. Jahrhundert als Weihnachtsbaum. Allerdings verbreitete sich das Aufstellen dieser Bäume in Deutschland erst im 19. Jahrhundert flächendeckend. Bis dahin hatte die Kirche immer wieder versucht, diesen auf heidnischen Ursprüngen basierenden Brauch abzuschaffen, was ihr jedoch nicht gelang. Im Gegenteil, ab dem 19. Jahrhundert wurde der Licht bringende Weihnachtsbaum zu einem festen, eigentlich nicht mehr wegzudenkenden Bestandteil des Weihnachtsfestes.

Die Fichte als »Liedpate«?

Für das schöne Weihnachtslied »O Tannenbaum« standen sehr wahrscheinlich nicht die Tannen, sondern die Fichten Pate. In früheren Zeiten wurden nämlich Fichten umgangssprachlich oftmals als Tannen beziehungsweise Tannenbäume bezeichnet.

In den letzten 50 Jahren setzte bezüglich des Weihnachtsbaums eine allmähliche Trendwende ein. Man ging nämlich in immer mehr Haushalten dazu über, statt der bisherigen Fichte zur Weihnachtszeit tatsächlich einen Tannenbaum, also eine Tanne, aufzustellen (allerdings handelt es sich bei diesen Exemplaren zumeist um Nordmanntannen, *Abies nordmanniana).* Dafür gab es mehrere Gründe. So verfügten zahlreiche Familien über mehr Geld und konnten sich deshalb, statt der preiswerteren Fichte, die teure Tanne leisten. Außerdem neigt die Fichte, insbesondere wenn sie zu zeitig geschlagen wurde, in warmen Räumen sehr schnell zum Abwerfen ihrer Nadeln.

Ähnlich wie die Fichte fungieren auch Tannen in vielen Kulturen und Religionen als Symbole der Geburt und Wiederauferstehung. Im religiösen Glauben verkörpern die immergrünen Tannen außerdem oft das ewige Leben. Aus diesem Grund werden ihre Zweige häufig als winterlicher Grabschmuck sowie zur Herstellung von Grabgestecken und Kränzen verwendet.

Sowohl die Fichte als auch die Tanne werden in der Schul- als auch der Hausmedizin bereits seit Jahrhunderten verwendet. Neben den Triebspitzen nutzt man auch oft das Harz dieser Bäume als Mittel gegen unterschiedliche Krankheiten und zur Behandlung offener Wunden. In früheren Jahrhunderten waren vor allem in zahlreichen abgeschiedenen ländlichen Gebieten sowie in vielen Bergregionen Quacksalberei, Schamanentum und Aberglaube noch weit verbreitet. Darauf basierend, glaubten nicht wenige Menschen, dass Rheumakranke, die zu einer Fichte gingen und mit dieser sprachen, ihre Schmerzen auf den Baum übertragen könnten.
Tannen und Fichten stehen aber auch für seriöse Heilpraktiken. Beispiels-

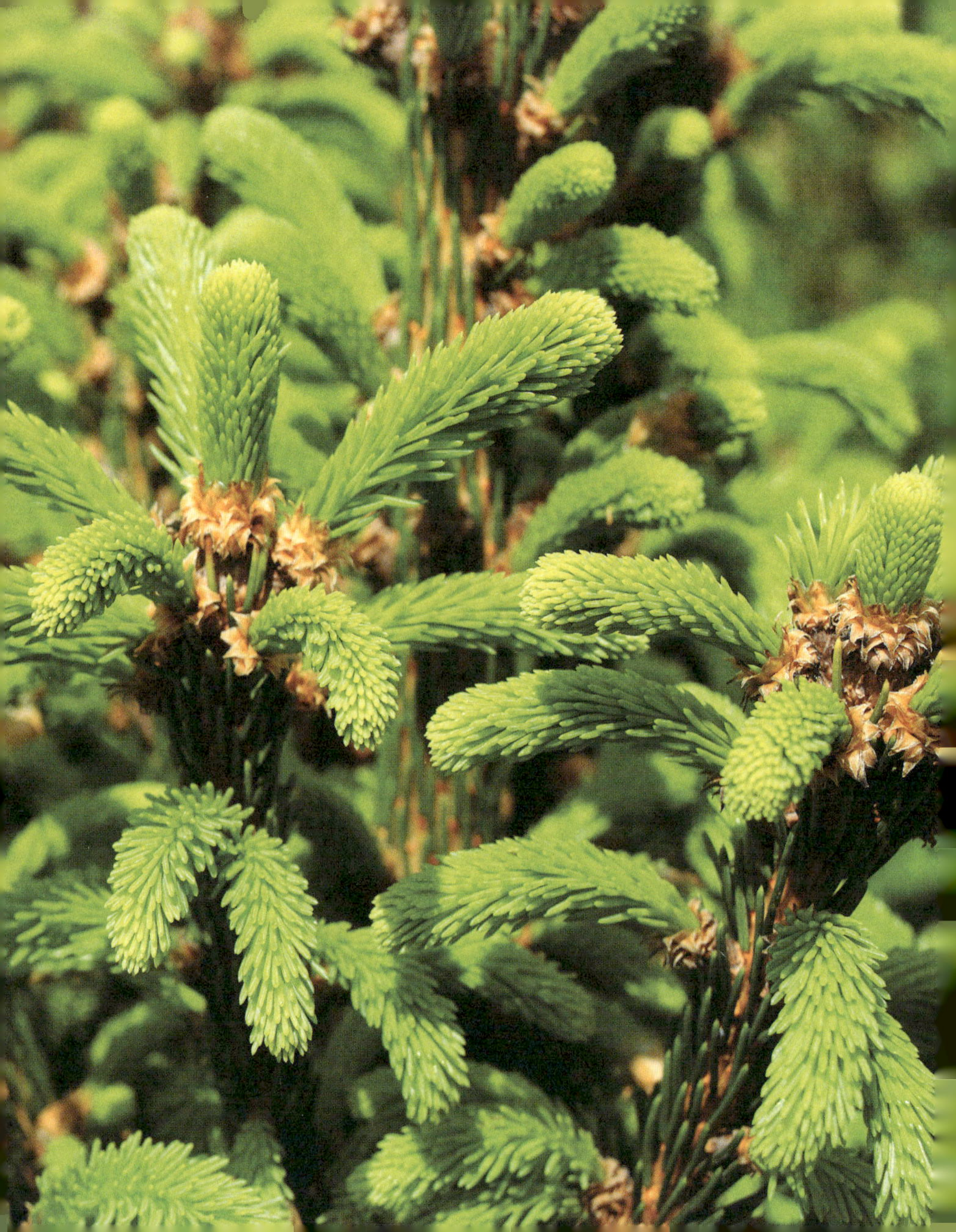

weise nutzte der vor 130 Jahren lebende Hydrotherapeut Sebastian Kneipp Tee, den er aus Tannennadeln zubereitete, zur Behandlung von Erkältungs- und Lungenkrankheiten.

Die Fichte gehört ebenso wie die Tanne zur Familie der Kieferngewächse (Pinaceae). Beide Nadelbäume lassen sich jedoch anhand einiger sehr markanter Merkmale problemlos voneinander unterscheiden. So besitzt die Tanne mehr oder weniger senkrecht nach oben stehende Zapfen, während diese bei der Fichte nach unten hängen. Außerdem gehören alle Zapfen, die am Waldboden liegen, ausschließlich der Fichte, denn bei der Tanne zerfallen diese schon, während sie sich noch an den Ästen befinden. Des Weiteren hat die Tanne flache Nadeln, die relativ stumpf enden, während diese bei der Fichte einen vierkantigen Querschnitt haben und recht spitz auslaufen (sie piksen mehr als Tannennadeln).
Das Hauptverbreitungsgebiet der Weißtanne erstreckt sich vom Schwarzwald bis in die Ukraine, nach Weißrussland und ins Balkangebiet. Darüber hinaus existieren noch einige punktuelle Vorkommen. Weißtannen können bis zu 600 Jahre alt und 50 m hoch werden. Sie bevorzugen Böden, die trocken bis feucht, jedoch nicht staunass sind und einen mittleren bis hohen Humusgehalt besitzen. Mit ihren Pfahlwurzeln dringen diese Nadelbäume sehr tief ins Erdreich ein und gedeihen deshalb auch auf stark verdichteten, sauerstoffarmen Böden noch sehr zufriedenstellend.

12 Die jungen Triebe von Fichte und Tanne sind besonders reich an Inhaltsstoffen, die eine heilende Wirkung entfalten.

Nicht eindeutig

Umgangssprachlich wird die Weißtanne oft als Edel- oder Silbertanne bezeichnet. Allerdings kann der erstgenannte Begriff zu Missverständnissen führen, weil es in Nordamerika eine Art, *Abies procera,* gibt, die ebenfalls als Edeltanne bezeichnet wird.

Im Unterschied zur Weißtanne ist die Fichte ein Flachwurzler. Sie kann jedoch ebenfalls bis zu 600 Jahre alt werden und erreicht in der Regel eine Höhe von 40 m, im Extremfall von mehr als 60 m. Ihr natürliches Verbreitungsgebiet erstreckt sich mit Ausnahme der Britischen Inseln sowie der Iberischen Halbinsel auf nahezu ganz Europa und große Teile der gemäßigten Klimazonen Asiens. Besonders häufig ist sie in Mittel-, Ost- und Nordeuropa anzutreffen.

Fichten bevorzugen als Standorte frische, gut wasserdurchlässige Böden, in denen eine gute Luftzirkulation vorhanden ist.

Als Sammelgut eignen sich von beiden Nadelbaumarten am besten die jungen Triebspitzen, die auch als Maitriebe bezeichnet werden. Zum einen sind diese Treibe noch sehr weich und zum anderen enthalten sie besonders hohe Konzentrationen an wertvollen Inhaltsstoffen, wie etwa Vitamin C, ätherische Öle und Aromen.

Heilrezepte mit Fichte und Tanne

Fichten-/Tannennadeltinktur

Zur Herstellung dieser Tinktur ein Schraubglas in lockerer Schichtung mit sauberen frischen, jungen Fichten- beziehungsweise Tannentrieben füllen. Anschließend genau so weiterverfahren, wie bei der Herstellung von Brombeerblättertinktur (s. S. 79) beschrieben.

Äußerlich kann diese Tinktur zur Linderung beziehungsweise zum Kurieren von Arthritis (s. S. 36), Ischialgien (s. S. 48), Muskelzerrungen und Muskelkater (s. S. 53) sowie Neuralgien (s. S. 54) verwendet werden. Dazu die betreffenden Körperbereiche 2- bis 3-mal täglich mit der entspannend, belebend, durchblutungsfördernd und entzündungshemmend wirkenden Tinktur einreiben.

Außerdem lässt sich diese Tinktur bei »normalen« Erkältungskrankheiten (s. S. 43) verwenden. In diesem Fall täglich 2- bis 3-mal einen Teelöffel voll einnehmen.

Bei Entzündungen des Mund-Rachen-Hals-Raums (s. S. 40) täglich mehrmals mit verdünnter Tinktur (35 ml auf 200 ml lauwarmen Kamillentee) Spülungen durchführen.

Vorsicht

Bei Keuchhusten, Krampfhusten und Asthma sollten Sie allerdings auf eine Behandlung mit Fichten-/Tannennadeltinktur verzichten, weil sie in diesen Fällen oft krampfverstärkend wirkt.

Fichten-/Tannennadel-Ölauszug

2–3 gehäufte Handvoll frische Fichten- bzw. Tannentriebe
300 ml Oliven- oder Sonnenblumenöl
12 Tropfen Antiranz (verhindert schnelles Ranzigwerden)

Die Triebe waschen und abtrocknen, dann in lockerer Schichtung in ein 500-ml-Glas geben. Anschließend das Glas bis zum Rand mit Oliven- oder Sonnenblumenöl füllen und mit einem Deckel verschließen. Danach das Glas 3 Wochen an einen sonnigen, warmen Standort stellen. Nach dieser Zeit die Flüssigkeit durch ein Leinentuch gießen, 12 Tropfen Antiranz hinzugeben und in verschließbare dunkle Glasgefäße füllen. Diese sollten an einem dunklen, kühlen Ort (am besten im Kühlschrank) aufbewahrt werden, weil sonst der Auszug trotz des Antiranz relativ schnell verdirbt.
Genau wie die Fichten- bzw. Tannennadeltinktur lässt sich auch dieser Ölauszug zur äußerlichen Behandlung von Arthritis (s. S. 36), Ischialgien (s. S. 48), Muskelzerrungen und Muskelkater (s. S. 53) sowie Neuralgien (s. S. 54) verwenden. Reiben Sie die betroffenen Stellen 3- bis 4-mal täglich damit ein.

Fichten-/Tannennadeltee

5–6 frische junge Fichten- bzw. Tannentriebe (je etwa 3 cm lang) in 500 ml kochendes Wasser geben und 3 Minuten köcheln lassen. Danach den Ansatz vom Herd nehmen und durch ein Teesieb gießen. Wer den Tee süßen möchte, sollte dafür am besten echten Tannenhonig oder Honigersatz aus Fichtenspitzen (s. S. 159) verwenden.
Dieser Tee, von dem Sie täglich 3 Tassen trinken können, wirkt schleim-

lösend und hustenstillend, weshalb er sich sehr gut zur Behandlung von Erkältungskrankheiten (s. S. 43) eignet. Mehr noch, er fördert sogar den Heilungsverlauf bei Lungenentzündungen. Des Weiteren hilft der ungesüßte Tee aufgrund seiner entzündungshemmenden Eigenschaften hervorragend bei Zahnfleischrandentzündungen (s. S. 62).
Fichten-/Tannennadeltee lässt sich auch sehr gut zum Inhalieren verwenden. Allerdings sollte dann bei der Zubereitung die doppelte bis dreifache Menge an jungen Trieben verwendet werden.

Auch für die Frühjahrskur geeignet
Weil Fichten-/Tannennadeltee entschlackende und blutreinigende Eigenschaften besitzt, verwenden ihn manche Menschen gern im Rahmen einer planmäßigen Frühlingskur, um den Körper nach den langen dunklen Wintertagen wieder fit und leistungsfähiger zu machen. Zu diesem Zweck eine Woche lang täglich 3–4 Tassen des Tees trinken.

Fichten-/Tannennadelsalben und -cremes
Alle Arten von Salben und Cremes mit Fichten- oder Tannennadeln lassen sich sehr gut zur Behandlung von Arthritis (s. S. 36), Ischialgien (s. S. 48), Muskelzerrungen und Muskelkater (s. S. 53), Neuralgien (s. S. 54) sowie bei müden, strapazierten, schmerzenden Füßen nutzen. Das Eincremen mit diesen Salben kann bis zu 4-mal täglich erfolgen. Nachfolgend finden Sie dazu verschiedene Rezeptvarianten:

Fichten-/Tannennadelsalben

1. Rezeptvariante: mit Melkfett

250 g Melkfett

35 ml Fichten-/Tannennadeltinktur (s. S. 95)

Das Melkfett erhitzen, bis es flüssig ist, und danach wieder abkühlen lassen. Sobald es die Phase erreicht, in der gerade der Verfestigungsprozess einsetzt, unter kräftigem Rühren die Fichten-/Tannennadeltinktur hinzufügen. Anschließend die Salbe in kleine verschließbare Plastikdosen oder in Keramik- bzw. Steingutgefäße füllen. Die weitere Aufbewahrung der Salbe erfolgt am besten in einem kühlen, trockenen Raum.

2. Rezeptvariante: mit Öl, Wachs und Kakaobutter

250 ml Olivenöl
50 g Bienenwachs
50 g Kakaobutter

50 ml Fichten-/Tannennadeltinktur (s. S. 95)
5 Tropfen Antiranz

Alle Zutaten mit Ausnahme des Antiranz in einen Topf, der sich in einem Wasserbad befindet, füllen. Bei ca. 70–75 °C beginnen das Bienenwachs und die Kakaobutter zu schmelzen. Nun den Ansatz aus dem Wasserbad nehmen und in einen Topf geben, welcher weiter auf dem Herd erhitzt wird. Sobald der Ansatz aufschäumt, vom Herd nehmen. Während der Abkühlungsphase das Antiranz hinzufügen, das ein sehr schnelles Ranzigwerden der Fettbestandteile verhindert.
Abfüllen und Aufbewahrung wie bei Rezeptvariante 1 beschrieben.

3. Rezeptvariante: mit Schweineschmalz

300 g Schweineschmalz
45 g Fichten-/Tannennadeltinktur (s. S. 95)

Die Herstellung und Lagerung dieser Salbe erfolgt auf die gleiche Weise wie unter Rezeptvariante 1 beschrieben.

4. Rezeptvariante: mit Vaseline

200 g Vaseline
35 ml Fichten-/Tannennadeltinktur (s. S. 95)

Diese Salbe wird auf die gleiche Weise hergestellt und gelagert wie Rezeptvariante 1.
Im Unterschied zu den drei ersten Salbenvarianten stellt Vaseline eine etwas schlechter in die Haut eindringende Substanz dar. Aus diesem Grund bietet sich diese Salbe besonders gut zur Behandlung von leichten bis mittelstarken Sonnenbränden an.

Fichten-/Tannennadelcreme mit Tegomuls

90 ml Fichten-/Tannennadel-Ölauszug (s. S. 96)
30 g Bienenwachs
35 g Tegomuls (erhältlich in der Apotheke, Drogerie oder im Internet)
300 ml Wasser
2 EL Fichten-/Tannennadeltinktur (s. S. 95)
30 Tropfen Teebaumöl

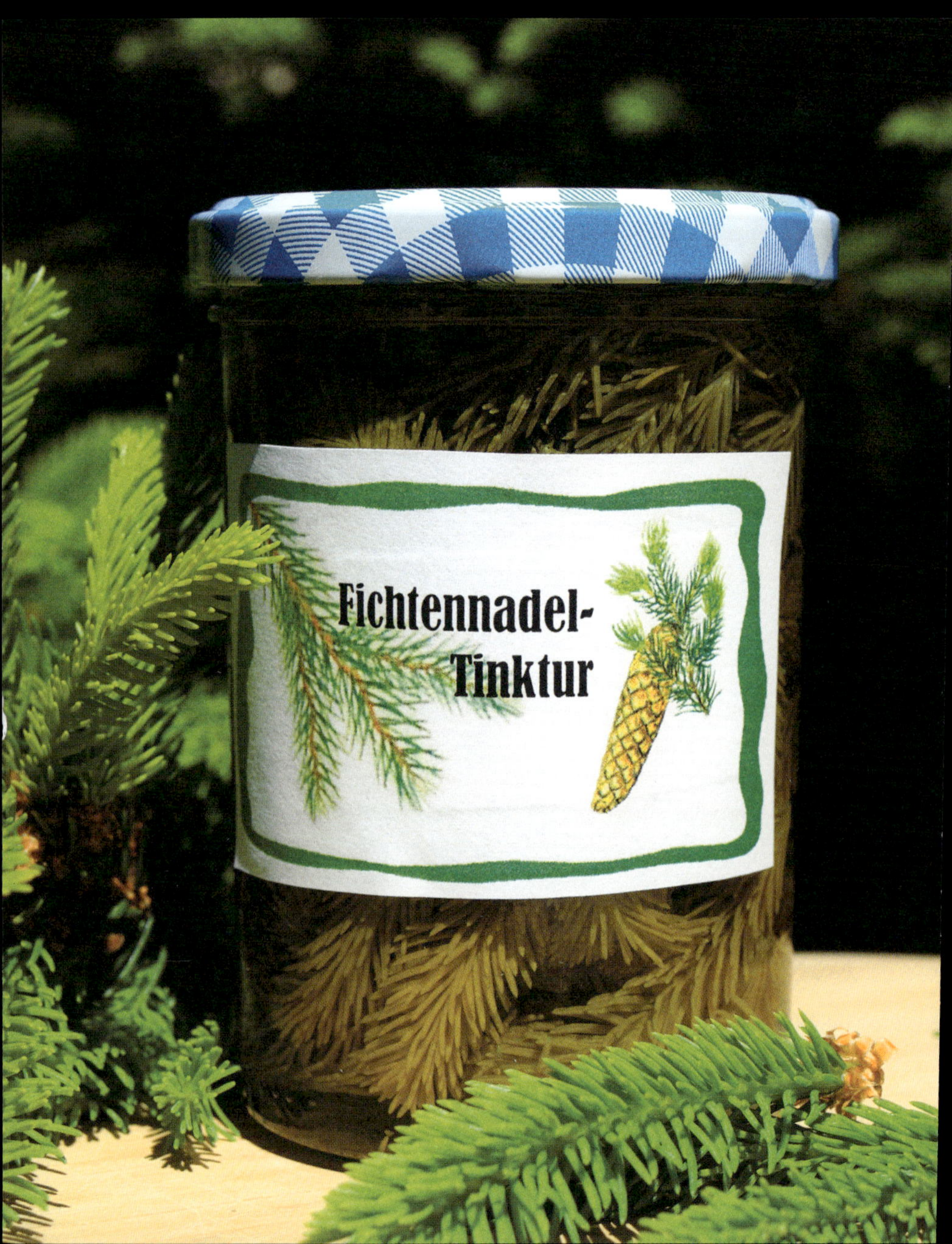
Fichtennadel-
Tinktur

Den Fichten-/Tannennadel-Ölauszug zusammen mit dem Wachs und dem Tegomuls in ein Gefäß geben und dieses in einem Wasserbad so lange erhitzen, bis sich die Substanzen verflüssigen. Gleichzeitig in einem zweiten Wasserbad das Wasser mit der Fichten-/Tannennadeltinktur auf ca. 60 °C erwärmen. Dieses Gemisch anschließend vorsichtig in das Gefäß mit der Flüssigphase aus dem Fichten-/Tannennadel-Ölauszug, dem Wachs und dem Tegomuls einrühren. In der Folgezeit muss das Ganze immer wieder kräftig umgerührt werden, bis es breiig-puddingähnliche Konsistenz annimmt. Unter kräftigem Rühren nun das Teebaumöl, das als Konservierungsmittel fungiert, hinzufügen und die entstandene Creme in verschließbare Plastikdosen abfüllen. Letztere sollten möglichst kühl gelagert werden. Falls Sie diese Creme langfristig, beispielsweise über 2–3 Monate, aufbewahren möchten, empfiehlt es sich, sie im Kühlschrank zu deponieren.
Diese Creme stellt mehr als nur eine Alternative zu den oben vorgestellten Salben dar. Im Unterschied zu diesen enthält die Creme nämlich deutlich mehr Wasser und fettet weniger. Deshalb zieht sie auch schneller in die Haut ein als eine Salbe. Darüber hinaus erhöht das Teebaumöl, das von dem in Australien beheimateten Teebaum *(Melaleuca alternifolia)* stammt, die Heilwirkung dieser Creme. Es hat sich nämlich nicht nur als ein gutes Konservierungsmittel erwiesen, sondern wirkt darüber hinaus auch antiseptisch sowie bakterien- und pilztötend.

Fichten-/Tannennadel-Lanolin-Cremes

Statt Tegomuls lässt sich auch Lanolin als Cremegrundlage verwenden.

13 Selbst hergestellte Fichtennadeltinktur ist vielfältig anwendbar: für Einreibungen, bei inneren Erkrankungen und auch als Basis für zahlreiche Cremes und Salben.

1. Rezeptvariante: mit Teebaumöl

90 ml Fichten-/Tannennadel-Öl-auszug (s. S. 96)
12 g Bienenwachs
45 g Lanolin
120 ml Wasser
2 EL Fichten-/Tannen-nadeltinktur (s. S. 95)
30 Tropfen Teebaumöl

Den Fichten-/Tannennadel-Ölauszug zusammen mit dem Wachs, dem Lanolin und dem Wasser in ein Gefäß geben und in einem Wasserbad so lange erhitzen, bis sich die Substanzen verflüssigen. In einem zweiten Wasserbad die Fichten-/Tannennadeltinktur bis auf ca. 60 °C erwärmen und anschließend in das Gefäß mit der Lanolin-Flüssigphase einrühren. Die weitere Zubereitung erfolgt wie bei der Fichten-/Tannennadel-Tegomuls-Creme (s. S. 99).

2. Rezeptvariante: mit Maiskeimöl

5 g Bienenwachs
20 g Lanolin
50 ml Maiskeimöl
40 ml Wasser
½ TL Bienenhonig
1 EL Fichten-/Tannennadeltinktur

Das Bienenwachs zusammen mit dem Lanolin in ein Gefäß geben und so lange in einem Wasserbad erhitzen, bis sich die Substanzen verflüssigen. Anschließend das Maiskeimöl hinzufügen. In einem zweiten Gefäß das Wasser auf 60–65 °C erwärmen, um dann den Honig und die Fichten-/Tannennadeltinktur darin aufzulösen. Danach beide Gefäße vom Herd nehmen, die darin befindlichen Inhalte zusammengießen und miteinander verrühren. Sobald die Creme auf 40 °C abgekühlt ist, diese in Plastikdosen oder Keramikgefäße umfüllen.

Fichten-/Tannennadelbäder

Fichten-/Tannennadelbäder haben sich als Mittel gegen Muskelzerrungen und Muskelkater (s. S. 53) sowie gegen Erkältungskrankheiten (s. S. 43), aber auch einfach zur Entspannung und zum Wohlfühlen gut bewährt. Zu diesem Zweck 5–8 Handvoll Fichten-/Tannentriebe zusammen mit etwa 20 Wacholderbeeren in 3–4 l kochendes Wasser geben und 7 Minuten kochen lassen. Danach den Ansatz durch ein Sieb gießen und die aufgefangene Flüssigkeit in das eingelassene Badewasser geben. Die folgende Badedauer sollte mindestens 15–20 Minuten betragen. Bei Muskelzerrungen und Muskelkater ist es ratsam, nach dem Bad noch 30–60 Minuten (am besten im Liegen) nachzuruhen. Im Fall einer Erkältung hat es sich als vorteilhaft erwiesen, das Bad am Abend zu nehmen und danach sofort zu Bett zu gehen. Auf diese Weise kann die heilende Kraft des Bades am effektivsten nachwirken.

Heidelbeere

Wichtige gesundheitliche/heilende Wirkungen: antibakteriell, entzündungshemmend, beruhigt den Verdauungstrakt, stopfend, fördert den Stuhlgang, fiebersenkend, hautreinigend

Die Heidelbeere ist Wildobst und Medizin in einem. Ihre positiven Wirkungen erkannte bereits die Äbtissin Hildegard von Bingen und erwähnt diese Beerenart daher in ihren Aufzeichnungen als Heilpflanze. Weitere Anwendungs-

und Behandlungshinweise sind in den Kräuterbüchern des im 16. Jahrhundert lebenden Arztes und Botanikers Hieronymus Bock enthalten.
Den hohen Stellenwert, welchen die Heidelbeere bereits seit Jahrhunderten als Wildobst innehat, verdeutlichen unter anderem die zahlreichen Populärnamen dieser Pflanze. So wird sie beispielsweise auch als Angelbeere, Blaubeere, Bickbeere, Griffelbeere, Hällbeere, Heedelbeere, Heidel, Krähenauge, Mehlbeere, Mombeere, Mostbeere, Schnuderbeere, Schwarze Beere, Sentbeere, Staudelbeere, Waldheidelbeere, Wehlen und Worbel bezeichnet.
In der Geschichte fungierte die Heidelbeere jedoch nicht nur als Wildobst und Heil-, sondern auch als Färberpflanze. Schon der römische Gelehrte Plinius erwähnt, dass mit Heidelbeersaft die Kleider der Sklaven gefärbt wurden. Außerdem stellte man in früheren Jahrhunderten aus dem mit Alaun, Galläpfeln, Grünspan und/oder Salmiak vermischten Beerensaft violette und purpurne Malerfarben her.
Auch um die Heidelbeere ranken sich verschiedene Mythen und Sagen. Eine dieser Sagen erzählt, dass einst eine große Hungersnot herrschte. Um diese einzudämmen, ließ die Gottesmutter die Perlen ihres Rosenkranzes zur Erde fallen, aus denen sofort unzählige Heidelbeersträucher herauswuchsen. Auf dieser Sage basierte in manchen Gegenden der Aberglaube, dass man sich niemals nach einer zu Boden gefallenen Heidelbeere bücken dürfe, um die Gottesmutter nicht zu erzürnen. Ebenso verboten in früheren Zeiten viele Menschen ihren Kindern, am 2. Juli, dem Tag der Heimsuchung Marias, Heidelbeeren zu pflücken. Es hieß, dass Maria an diesem Tag auf einem Schimmel vorbeireiten und alle Kinder mitnehmen würde, die sie beim Pflücken antrifft. In einigen Gegenden wurden nach dem Bartholomäustag, also dem 24. August, keine Heidelbeeren mehr gepflückt, weil ab diesem Zeitpunkt

14 Aus den unscheinbaren Heidelbeerblüten entwickeln sich köstliche, gesunde Früchte.

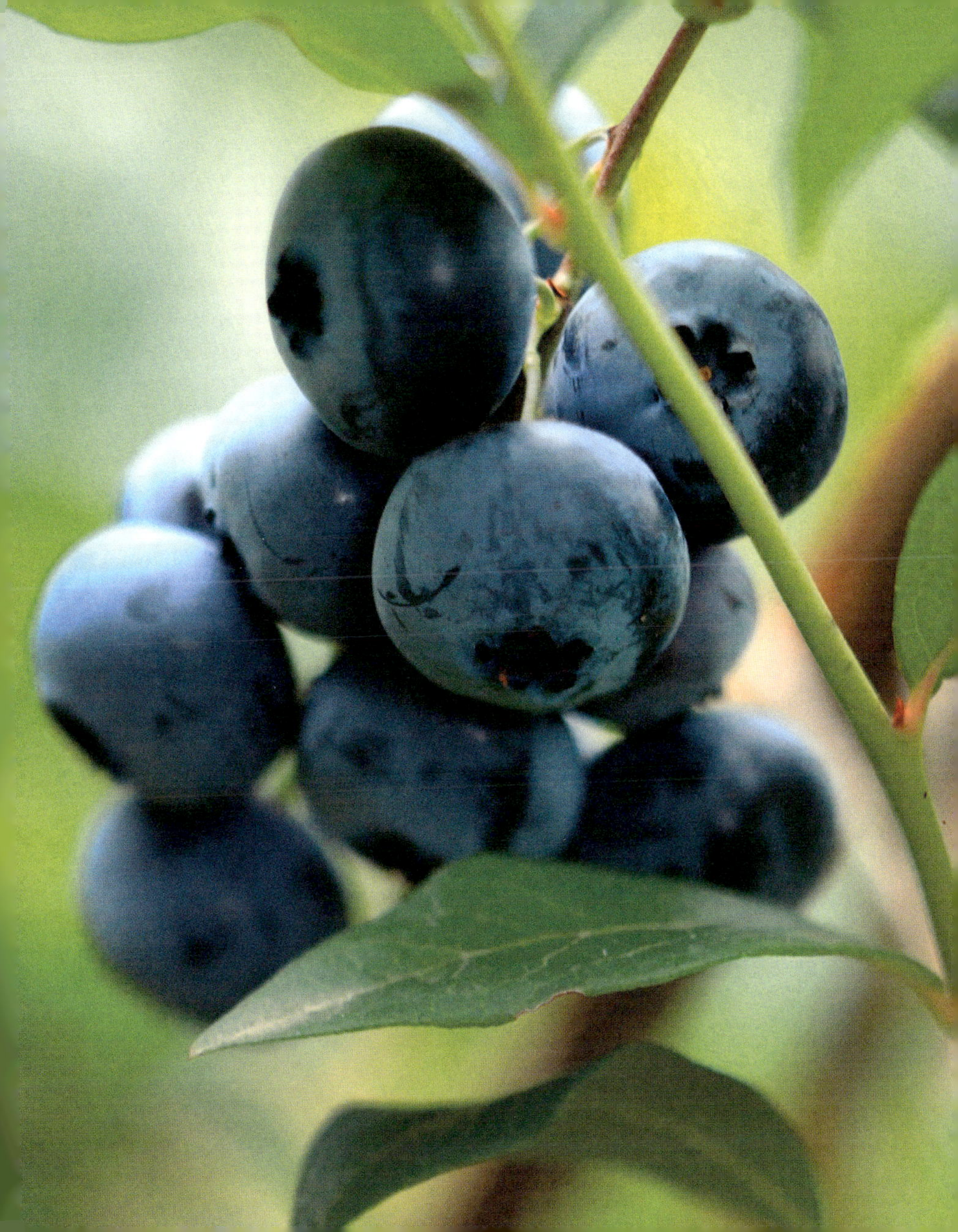

der Teufel angeblich seine Notdurft darauf verrichtete. Eine weitere alte Legende besagt, dass sich in der Nähe von Heidelbeersträuchern die Eingänge zu den Höhlen von Zwergen befinden. Diese sollen der Überlieferung nach Schätze bewachen. Mit einem Augenzwinkern könnte man nun sagen, wenn damit die leckeren Heidelbeeren gemeint sind, hat die Legende völlig recht. Manch abergläubischer Mensch trug früher ständig einen Beutel mit getrockneten Heidelbeeren am Körper. Dieser Beutel sollte Glück bringen und gleichzeitig negative Energien sowie Flüche und Verhexungen abwehren. Nicht wenige Menschen glaubten auch, dass Heidelbeerblätter, die im Schlafzimmer verräuchert werden, dafür sorgen, dass die nächtlichen Träume nach sieben Tagen in Erfüllung gehen.

Bei der Heidelbeere *(Vaccinium myrtillus)* handelt es sich um einen bis zu 50 cm hoch werdenden Strauch aus der Familie der Heidekrautgewächse, Ericaceae. Der wissenschaftliche Gattungsname Vaccinium basiert auf dem lateinischen Wort bacca = die Beere, während die Artbezeichnung myrtillus darauf hinweist, dass dieser Strauch in seinem Erscheinungsbild an eine Myrte *(Myrtus communis)* erinnert.
Das natürliche Verbreitungsgebiet der Heidelbeere, die bis zu 30 Jahre alt werden kann, erstreckt sich mit Ausnahme der südlichen Teile der mediterranen Halbinseln von Europa bis nach Mittelsibirien, in den Kaukasus sowie in die Westmongolei. Als Standorte bevorzugt die Heidelbeere saure Böden, wie sie beispielsweise oft in feuchten Laub-, Misch- und Nadelwäldern sowie in Moorgebieten und Heidelandschaften vorhanden sind. Stark kalkhaltige Böden werden dagegen weitgehend gemieden.
Die Vermehrung der Heidelbeere kann sowohl durch Samen als auch durch

unterirdische Ausläufer erfolgen. An den scharfkantigen, kaum verästelnden Zweigen befinden sich die kleinen rundlichen bis längsovalen grasgrünen Laubblätter. Die Blattränder sind gesägt, sodass sie die Form winziger Zähnchen haben. An jedem Zähnchen sitzt ein kleines Härchen.

Die Blütezeit der Heidelbeeren erstreckt sich von Mai bis Juni. Aus den verhältnismäßig unscheinbaren Blüten entwickeln sich nach der Bestäubung, die vornehmlich durch Hummeln und Bienen erfolgt, die Früchte. Diese haben anfangs eine grünliche, später rötlich violette und im Stadium der Vollreife dunkelblaue Färbung.

Als Sammelgut eignen sich sowohl die reifen Früchte als auch die Blätter, wobei Letztere am besten im Juni oder Juli abgezupft werden. Dabei sollte man sowohl auf beschädigte als auch fleckige Exemplare verzichten. Nach dem Sammeln breitet man die Blättchen in einer lockeren, höchstens 0,7 cm starken Schicht auf einem Gazerahmen aus, der sich vorzugsweise an einem luftigen Standort befindet. Achten Sie während der anschließenden Trocknung darauf, dass sich das Sammelgut nicht bräunlich verfärbt. Das Trockengut sollte in verschließbare Plastik- oder Glasgefäße gefüllt und in einem kühlen Raum aufbewahrt werden.

Ähnlich wie die Blätter lassen sich auch die Früchte trocknen und in gleicher Weise aufbewahren.

Der Fuchsbandwurm an Heidelbeeren

Oftmals wird davor gewarnt, dass sich an frischen Waldheidelbeeren die Eier des Fuchsbandwurms *(Echinococcus multilocularis)* be-

finden können. Gelegentlich trifft das auch zu, weshalb wir an dieser Stelle die Thematik auch nicht übergehen wollen. Allerdings stellen die Medien in ihren Beiträgen die Problematik »Fuchsbandwurm« meist zu dramatisch dar. So infizieren sich in Deutschland durchschnittlich weniger als 40 Menschen pro Jahr mit dem Fuchsbandwurm. Damit ist die Gefahr größer, von einem Blitz getroffen zu werden, als an einer Fuchsbandwurminfektion zu erkranken.
Generell braucht jedoch niemand auf den Genuss der Waldheidelbeeren zu verzichten. Wichtig ist nur, diese Beeren vor dem Verzehr mindestens 10 Minuten lang zu kochen. Falls nämlich bei dem zuvor erfolgten Waschen der Früchte doch noch ein Bandwurmei haften blieb, wird dieses durch den Kochprozess garantiert unschädlich gemacht.

Heilrezepte mit Heidelbeere

Frische und getrocknete Heidelbeeren

Der in den Heidelbeeren reichlich vorhandene Gerbstoff Anthocyan verleiht den Früchten nicht nur ihre typische dunkelblaue Färbung, sondern besitzt außerdem antioxidative Eigenschaften. Das Anthocyan bindet nämlich die im menschlichen Körper vorhandenen freie Radikale, welche sowohl die Hautalterung fördern als auch krebsauslösend sein können.
Durch den Verzehr von frischen oder (ein)gekochten Heidelbeeren tut man also seinem Körper immer etwas Gutes. Gleichzeitig tragen weitere, in den Heidelbeeren vorkommende Substanzen zur Stärkung des Immunsystems

bei, entfalten eine antibakterielle Wirkung, reduzieren das Risiko für Herz-Kreislauf-Erkrankungen und wirken sich stimulierend auf den Gehirn- und Zellstoffwechsel aus.
Aufgrund ihres hohen Gehaltes an Fruchtsäuren und Fruchtzuckern sowie den vor allem in den Schalen befindlichen Ballaststoffen entfalten frische Heidelbeeren eine leicht abführende Wirkung. Deshalb haben sie sich als ein probates Hausmittel bei leichten Verstopfungen (s. S. 60) erwiesen. Dagegen wirken getrocknete Heidelbeeren, in denen die Konzentration an Gerbstoffen und Pektinen sehr hoch ist, stopfend. Deshalb stellen sie – mehrmals täglich einen gehäuften Teelöffel voll eingenommen – ein beliebtes Hausmittel bei Durchfällen (s. S. 39) dar. Damit die getrockneten Heidelbeeren eine besonders nachhaltige Wirkung entfalten, müssen sie gründlich zerkaut werden.
Bei Erkältungskrankheiten (s. S. 43) hat sich heiß gemachtes Heidelbeerkompott sehr gut bewährt. In diesem Fall ist es am besten, abends unmittelbar vor dem Zubettgehen 200–250 g dieses Kompotts zu verzehren.
Darüber hinaus stellt sowohl gekühltes als auch zimmerwarmes Heidelbeerkompott ein gutes Mittel zur Fiebersenkung (s. S. 44) dar.

Heidelbeerblättertee

Einen Esslöffel Heidelbeerblätter mit 150 ml kochendem Wasser überbrühen, 5 Minuten ziehen lassen und anschließend durch ein Sieb gießen. Weil in den Blättern Glykoside enthalten sind, die bei regelmäßigem Trinken von Heidelbeerblättertee leichte Vergiftung im Körper hervorrufen können, sollte man diesen Tee maximal 2- bis 3-mal pro Woche genießen und dabei die tägliche Menge auf 2–3 Tassen begrenzen.
Zu den wertvollen Substanzen, die in den Heidelbeerblättern vorkommen,

gehört das pflanzliche Insulin. Deshalb bietet es sich an, bei erhöhten Blutzuckerwerten (s. S. 42) gelegentlich eine Tasse dieses Tees eine Stunde vor der Hauptmahlzeit zu trinken.
Des Weiteren wirkt Heidelbeerblättertee bei Harnblasenentzündungen lindernd (s. S. 47), weshalb er in diesen Fällen im Wechsel mit anderen Tees getrunken werden kann.

Heidelbeerblättertinktur

Heidelbeerblättertinktur wird auf die gleiche Weise wie Brombeerblättertinktur (s. S. 79) hergestellt, nur eben mit Heidelbeer- statt Brombeerblättern. Diese Tinktur hat sich als gutes Heilmittel bei Ekzemen (s. S. 39), verschiedenen juckenden Hautausschlägen (s. S. 48) und Zahnfleischrandentzündungen (s. S. 62) erwiesen. Zur Behandlung die Tinktur mehrmals täglich auf einen kleinen Wattebausch geben und damit die betreffenden Stellen abtupfen. Wer die Tinktur als »zu scharf« empfindet, kann sie im Verhältnis 1:1 mit destilliertem Wasser verdünnen.

Hundsrose

Wichtige gesundheitliche/heilende Wirkungen: antibakteriell, entzündungshemmend, leicht harntreibend, stärkt das Immunsystem, schmerzlindernd bei Steinleiden

Anhand von Funden in den Resten einstiger Pfahlbausiedlungen konnte eindeutig belegt werden, dass die Menschen bereits vor Jahrtausenden eine sehr enge Beziehung zur Hundsrose hatten. Sie nutzten schon damals deren Scheinfrüchte, die Hagebutten, für die Ernährung. Seit der Antike werden Hagebutten auch nachweislich in der Medizin verwendet. Dies geht unter anderem aus den Schriften von Dioscurides und Hippokrates hervor.

Auch Hieronymus Bock erwähnt die Hagebutten in seinem 1564 erschienenen »Kreütterbuch« und empfiehlt sie als Mittel zur Herzstärkung, bei Kopfschmerzen und tränenden Augen. Jacob Theodor, genannt Tabernaemontanus, der ein Zeitgenosse Bocks war, verwendete die Samen »wider das Blutspeyen«, womit er vermutlich die Tuberkulose meinte. Darüber hinaus sind auch in zahlreichen anderen mittelalterlichen Büchern Hinweise enthalten, die Hagebutten beispielsweise als Mittel gegen Bluthusten, Erbrechen, Fieber, Hundebisse, Nierensteine, Ruhr und Zahnleiden empfahlen.

Zwei kulturelle Denkmale, die der Hundsrose gesetzt wurden, sind die Liedtexte »Ein Männlein steht im Walde« von Hoffmann von Fallersleben sowie das »Heidenröslein« von Johann Wolfgang von Goethe, vertont von Franz Schubert. Zu Letzterem ist zu sagen, dass für Goethes »Heidenröslein« eigentlich eine seiner Liebschaften das Vorbild war, welche er mit dieser Wildrosenart verglich.

Die Beliebtheit und der große Bekanntheitsgrad der Hundsrose *(Rosa canina)* wird auch dadurch deutlich, dass für diesen 1–2 m hohen Strauch zahlreiche Populärnamen existieren, die teilweise sehr regional geprägt sind. So wird dieses Gehölz unter anderem als Dornen-, Feld-, Frauen-, Hag-, Hecken-, Wild- und Zaunrose sowie als Buddel, Bottel, Butterösle, Hainhiffe, Häbutje, Hagebutte, Hagebutze, Hambutte, Haumbodden, Hawodele, Het-

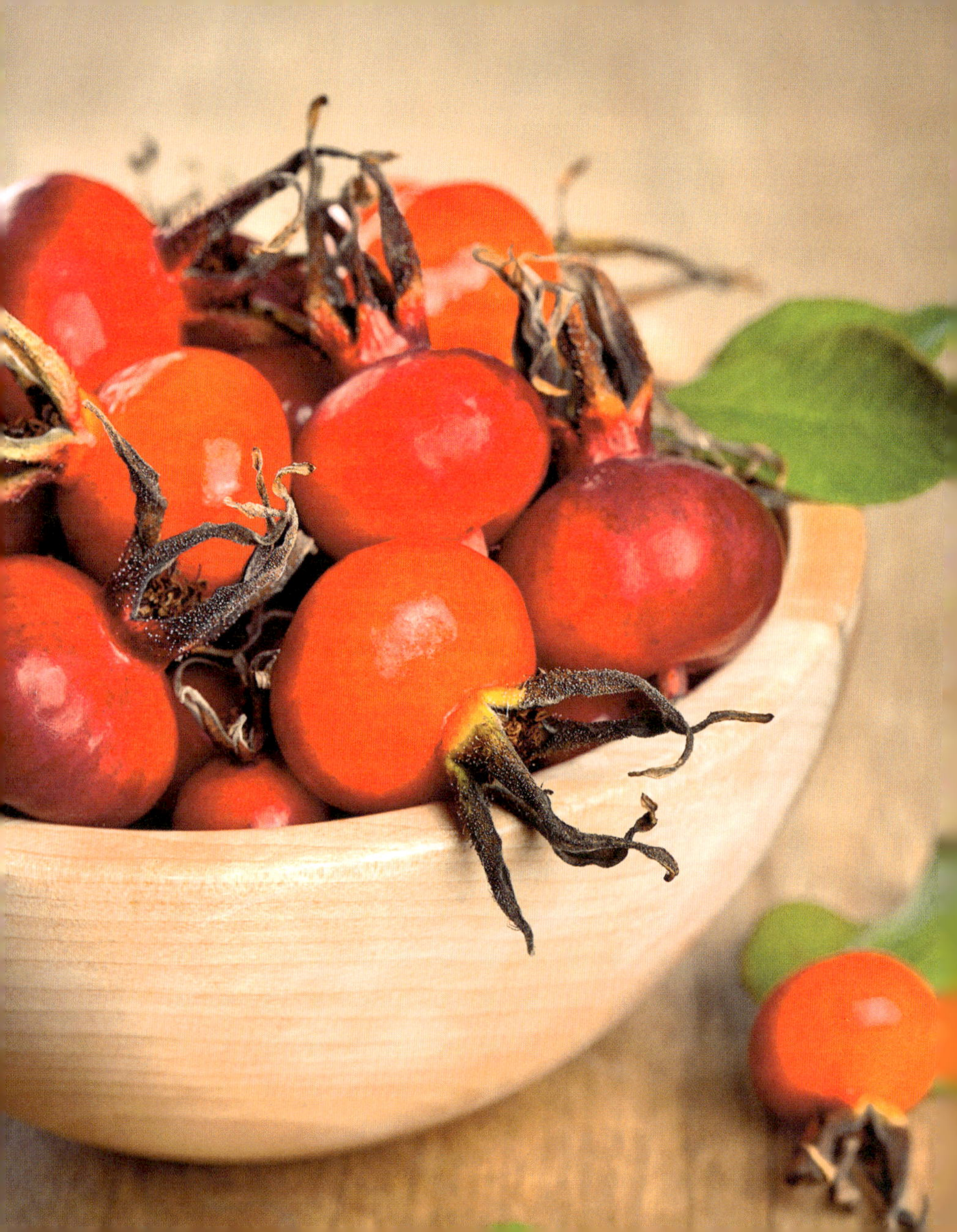

schepetsch, Hiefe, Hiffe, Hille, Hombuëzen und Honieften, Lochkitzle und Mariendorn bezeichnet.

Bei der Hundsrose handelt es sich um eine Art aus der Familie der Rosengewächse (Rosaceae). Ihr natürliches Verbreitungsgebiet erstreckt sich von fast ganz Europa über große Areale West- und Nordasiens bis nach Nordamerika. Am wohlsten fühlt sich dieser Strauch auf mäßig trockenen, kalkhaltigen bis schwach sauren Lehmböden, in vollsonnigen oder halbschattigen Lagen. Deshalb trifft man ihn außer an Waldrändern auch häufig an Feldrainen und Wegrändern sowie auf Wiesen, Weiden, Böschungen und Bahndämmen an. Auf Kahlschlägen und Waldlichtungen fungiert die Hundsrose zusammen mit der Brom- und der Himbeere oftmals als Pionierpflanze. Ihre langen Äste, die mäßig verzweigen, sind zumeist überhängend und mit rückwärts gekrümmten hakenähnlichen Stacheln besetzt. An den Zweigen ordnen sich die in unpaarigen Fiedern vereinten Laubblätter wechselständig an. Jedes der 3–4 cm langen Blättchen hat eine mehr oder weniger ovale Gestalt sowie einen gleichmäßig gesägter Rand. Zwischen Ende Mai und Anfang Juni erscheinen an den Enden der Kurztriebe (der kleinen Zweige), die entweder einzeln stehenden oder in kleinen Doldenrispen vereinten Blüten. Jede dieser Blüten besitzt fünf Kronblätter, deren Färbung von weiß bis zartrosa variieren kann.

Nach der Bestäubung, die zumeist durch Bienen erfolgt, entwickeln sich aus den Blüten die anfangs noch grünlichen, mit zunehmender Entwicklung scharlachrot werdenden Hagebutten. Im rein botanischen Sinne handelt es sich dabei um Scheinfrüchte, die in ihrem Inneren zahlreiche harte Einzelfrüchte enthalten, welche in feine Härchen eingebettet sind. Je nach Standort und dem vorherrschenden Klima sind die Hagebutten zwischen Ende September und Mitte bis Ende Oktober ausgereift.

15 Ihr hoher Vitamin-C-Gehalt sorgt dafür, dass die Hagebutte so gesund ist – und so sauer schmeckt.

Dorn oder Stachel?
Eine landläufige Redewendung besagt, dass an einer Tafel »eine Rose (Dame) zwischen zwei Dornen (Herren) zu platzieren ist«. Aus rein botanischer Sicht ist diese Aussage jedoch nicht richtig. Die Rosengewächse besitzen nämlich keine Dornen, sondern Stacheln.
Bei Stacheln handelt es sich um Gebilde, die aus dem äußeren Rindengewebe entstanden sind. Dagegen sind Dornen, wie man sie beispielsweise bei der Schlehe *(Prunus spinosa)* oder dem Zweigriffligen Weißdorn *(Crataegus laevigata)* antrifft, zugespitzte, mehr oder weniger verkümmerte Kurztriebe, die einen Holzkern besitzen. Durch diesen Holzkern besteht eine sehr intensive Verbindung der Dornen mit den Zweigen. Deshalb lassen sich diese nur mit viel Kraft abbrechen, während man Stacheln sehr leicht von den Zweigen entfernen kann.

Hagebutten zeichnen sich durch einen enorm hohen Gehalt an Vitamin C aus. Zudem enthalten sie wertvolle Fruchtsäuren, B-Vitamine, Beta-Carotine sowie reichlich Kalium, welches zu den Mineralien gehört, ohne die der menschliche Körper nicht existieren kann.
Nach dem Pflücken und Waschen der reifen Hagebutten muss deren »Innenleben« entfernt werden. Hierzu sollten dünne Gummihandschuhe angezogen werden, weil die kleinen Härchen schnell einen Juckreiz auflösen können. Anschließend schneidet man die Hagebutten am besten längs auf und hebt mit einem Teelöffel das Innere heraus. Anfangs geht dieses Herauslöffeln zumeist noch etwas langsam vonstatten, aber wenn man sich erst ein-

mal eine entsprechende Technik angeeignet hat, nimmt das Arbeitstempo deutlich zu.

Insofern die Fruchtschalen nicht im frischen Zustand verwertet werden, empfiehlt es sich, sie in der Backröhre vorzutrocknen. Dazu Backpapier auf ein Blech legen und anschließend die Fruchtschalen darauf ausbreiten. Parallel dazu den Herd auf 60 °C vorheizen. Anschließend das Blech in den Ofen schieben und die Schalen bei Umluft etwa 90 Minuten lang trocknen. Danach die Schalen aus dem Herd nehmen und gut abkühlen lassen. Sobald das geschehen ist, die Fruchtschalen auf einem Gazerahmen verteilen und sie in einem luftigen, trockenen Raum noch etwa 4–5 Tage nachtrocknen lassen. Die weitere Aufbewahrung der trocknen Schalen erfolgt in einem verschließbaren Glas- oder Plastikgefäß.

Veredelung

Die Hundsrose wird des Öfteren als Veredlungsunterlage für hochwertige Rosen genutzt. Dabei wird von dem Stiel einer Edelrose ein sogenanntes Auge (Oculus) herausgeschnitten und anschließend in einen taschenähnlichen T-Schnitt gesteckt, welcher an einem Stängel der Unterlage vorbereitet wurde. Damit das Auge einerseits nicht wieder aus dem T-Schnitt herausfallen kann und anderseits sehr eng mit der Unterlage verbunden ist, fixiert man das Ganze mit einem Gummi. In der Folgezeit wachsen beide Pflanzen zusammen und nach ein paar Wochen beginnt das Auge auszutreiben. Es entwickelt sich zu der Rosensorte, von der es abstammt.

Heilrezepte mit der Hundsrose

Hagebuttentee

Einen gehäuften Teelöffel Hagebuttenschalen mit 150 ml kochendem Wasser überbrühen und anschließend 5–7 Minuten ziehen lassen. Danach wird der Tee durch ein Sieb gegossen und kann getrunken werden.
Hagebuttentee hat sich vor allem wegen seiner entzündungshemmenden sowie leicht harntreibenden Wirkung sehr gut bei Erkältungskrankheiten (s. S. 43), Harnblasenentzündungen (s. S. 47), Fieber (s. S. 44), Entzündungen des Mund-Rachen-Hals-Raums (s. S. 40) sowie bei Nierensteinen (s. S. 54) bewährt. Sie können von diesem Tee täglich 6–8 Tassen trinken.
Darüber hinaus kann, wer die Abwechslung liebt, Hagebuttentee im Wechsel mit Birken- und/oder Fichten-/Tannennadeltee in Frühlingskuren integrieren.

Herbstliche Vitamin-C-Kur mit Hagebutten

Es ist vor allem der hohe Gehalt an Vitamin C, welcher den Hagebutten ihren charakteristischen sauren Geschmack verleiht, was allerdings nicht jedermanns Sache ist. Manche mögen es zumindest ein wenig süß und fügen deshalb ihrem Hagebuttentee Zucker oder Honig hinzu. Wen jedoch der saure Geschmack nicht stört, der kann im Herbst seinem Körper des Öfteren etwas Gutes tun und in Abständen von 2–3 Tagen einige frische rohe Hagebuttenschalen verzehren. Diese »Vitamin-C-Bomben« wirken prophylaktisch, indem sie das Immunsystem stärken. Das geschieht durch spezielle, von den weißen Blutkörperchen ausgeschiedene Botenstoffe und Eiweiße, die dem Körper bei der Bekämpfung von Bakterien und Viren helfen. Gleichzeitig trägt das Vitamin C dazu bei, dass besonders viele Antikörper produziert werden, welche die Bakterien beziehungsweise Viren umschließen und anschließend vernichten. Die regelmäßige Aufnahme von Vitamin C ist deshalb so wichtig, weil der menschliche Körper davon nur begrenzte Mengen speichern kann. Die Resorption dieses Vitamins findet teilweise schon in der Mundschleimhaut, zum überwiegenden Teil aber im Dünndarm statt. Wird dem Körper dagegen so viel Vitamin C auf einmal angeboten, dass er die betreffende Menge nicht schnell genug weiterverarbeiten kann, scheidet er einen Großteil in unveränderter Form wieder aus.

Linden

Wichtige gesundheitliche/heilende Wirkungen: schweißtreibend, entzündungshemmend, fiebersenkend, entspannend, beruhigend, stopfend, blutdrucksenkend, schmerzlindernd, schleimlösend, appetitanregend, krampflösend

Bei den Linden handelt es sich um Bäume mit sehr weichem Holz, deren Wachstum anfangs recht langsam vonstattengeht. Doch dafür können Linden sehr alt werden. So stellen Exemplare, die 400–500 Jahre alt sind, keine Seltenheiten dar. Die ältesten in Deutschland wachsenden Linden haben sogar ein Alter von mehr als 1200 Jahren.
Ähnlich wie die Eichen, spielen auch die Linden in der Kultur und Mytholo-

gie zahlreicher Völker eine wichtige Rolle. Die alten Germanen hatten diesen Baum ihrer Göttin Freya geweiht. Außerdem glaubten sie, dass Linden die Wohnstätten guter Geister seien. Und Linden, die weithin sichtbar auf einem Hügel beziehungsweise einem kleinen Berg wuchsen, galten ihnen als Freiheits- und Friedenssymbole. Wer unter ihnen Zuflucht suchte, durfte weder gefangen noch gerichtet werden.

In der Siegfriedsage ist es ein Lindenblatt, welches dem Helden unbemerkt auf die Schulter fällt, als dieser im Drachenblut badet. Das Drachenblut lässt seinen gesamten Körper unverwundbar werden – mit Ausnahme der Stelle, wo das Lindenblatt anhaftet.

Bei vielen germanischen Stämmen dienten große alte Linden als Stätten, unter denen man Gerichte und Ratsversammlungen abhielt. Später erfüllten Linden in zahlreichen Dörfern ähnliche Funktionen. Nicht selten fanden im Schatten dieser Bäume auch Feste statt und Brautpaare gaben sich unter deren ausladenden Blätterdach das Jawort. In manchen Gegenden war es Brauch, nach Pestepidemien und Kriegen Linden als Symbole des Neuanfangs und des wieder sprießenden Lebens zu pflanzen.

Vor manchen Klöstern und Kirchen findet man noch heute sogenannte Apostellinden. Dabei handelt es sich um ehemals gekappte Bäume, die man fortan so schnitt, dass sie zwölf Starkäste ausbildeten, welche nach den Aposteln benannt wurden.

Bei den alten baltischen und slawischen Völkern galten die Linden ebenfalls als heilig. So war es beispielsweise im Baltikum eine weitverbreitete Sitte, dass die Frauen ihre Opfergaben für die Götter unter Linden ablegten, während die Männer dafür Eichen auswählten. In der griechischen Mythologie erfüllte der Göttervater Zeus dem Ehepaar Philemon und Baucis, die sich um

eines seiner Heiligtümer kümmerten, ihren Wunsch, nach dem Tode nicht getrennt zu sein. Nachdem sie gestorben waren, verwandelte Zeus die beiden in eine Eiche und eine Linde, die fortan eng umschlungen das Dach des Heiligtums trugen. Der Sage nach verwendete auch die griechische Liebesgöttin Aphrodite des Öfteren Kränze aus Lindenzweigen, die als Symbole der Fruchtbarkeit und des häuslichen Wohlstands fungierten. Darüber hinaus stellt eine Linde in der griechischen Sagenwelt die Urmutter des medizinischen Wissens dar. Phylira, die Tochter des Meeresgottes Ozeanus, verwandelte sich nämlich in eine Linde. Und das Wissen, welches Phylira ihrem Sohn, dem Satyr Chiron, vermittelte, gab dieser dann später weiter, indem er Asklepios, den griechischen Gott der Heilkunst, unterrichtete.
Mit dem Volkslied »Am Brunnen vor dem Tore«, das aus der Feder von Wilhelm Müller stammt und von Franz Schubert vertont wurde, erhielt die Linde in neuerer Zeit ein wunderbares kulturelles Denkmal.

Die Linde in weiblichen Vornamen

Es ist ein weitverbreiteter Irrtum, dass sich viele altdeutsche Vornamen, wie etwa Dietlind, Gerlinde, Heidelinde, Linda, Rosalinde und Sieglinde, von der Linde ableiten.
In der germanischen Sprache stand die Silbe »lind« beziehungsweise »linta« nämlich nicht für diesen Baum, sondern für sanft, weich, mild sowie heilen. Übersetzt man beispielsweise den germanischen Vornamen Rosalinde in die gegenwärtige deutsche Sprache, so bedeutet dieser »die Pferdeheilende«; abgeleitet von hrod = Pferd und lind =

heilen. Ähnlich verhält es sich mit dem Vorname Heidelinde. »Heit« bedeutet Art, Wesen und Stand. Somit würde die Übersetzung in etwa lauten: »die mit dem sanften Wesen«.

In Mitteleuropa kommen sowohl die Sommerlinde *(Tilia platyphyllos)* als auch die Winterlinde *(Tilia cordata)* vor, die beide zur Familie der Malvengewächse, Malvaceae gehören. Beide Arten lassen sich am einfachsten anhand ihrer Blattstiele und Blattunterseiten unterscheiden. Diese weisen nur bei der Sommerlinde eine flaumige Behaarung auf, während sie bei der Winterlinde – mit Ausnahme der Blattaderbereiche – kahl sind.

Die wissenschaftliche Gattungsbezeichnung »Tilia« ist lateinisch und bedeutet Linde. Das Wort »platyphyllos« für den Artnamen der Sommerlinde ist griechischen Ursprungs und heißt »breitblättrig«. Dagegen stammt der Artname der Winterlinde »cordata« aus dem Lateinischen und bedeutet »herzförmig«, womit – genau wie bei der Sommerlinde – auf die Form der Laubblätter Bezug genommen wird.

Winterlinden, die auch als Stein- oder Kleinblättrige Linden bezeichnet werden, erreichen Wuchshöhen von 25–30 m und zeigen eine sehr feine Verästelung. Zwischen Mitte Juni und Juli bringen diese Bäume ihre rispigen Blütenstände hervor, die aus 3–16 hellgelben Einzelblüten bestehen. Außerdem befindet sich an jeder Blütenrispe ein gelblich grünes, zungenförmiges Deckblatt, das bei der späteren Verbreitung der Samen als Flugapparat fungiert.

Im Unterschied zu den Winterlinden können die Sommerlinden bis zu 40 m hoch werden und ihre bereits im Juni erscheinenden Blütenrispen bestehen

16 Linden können sehr alt werden, manche Exemplare bis zu 1200 Jahren.

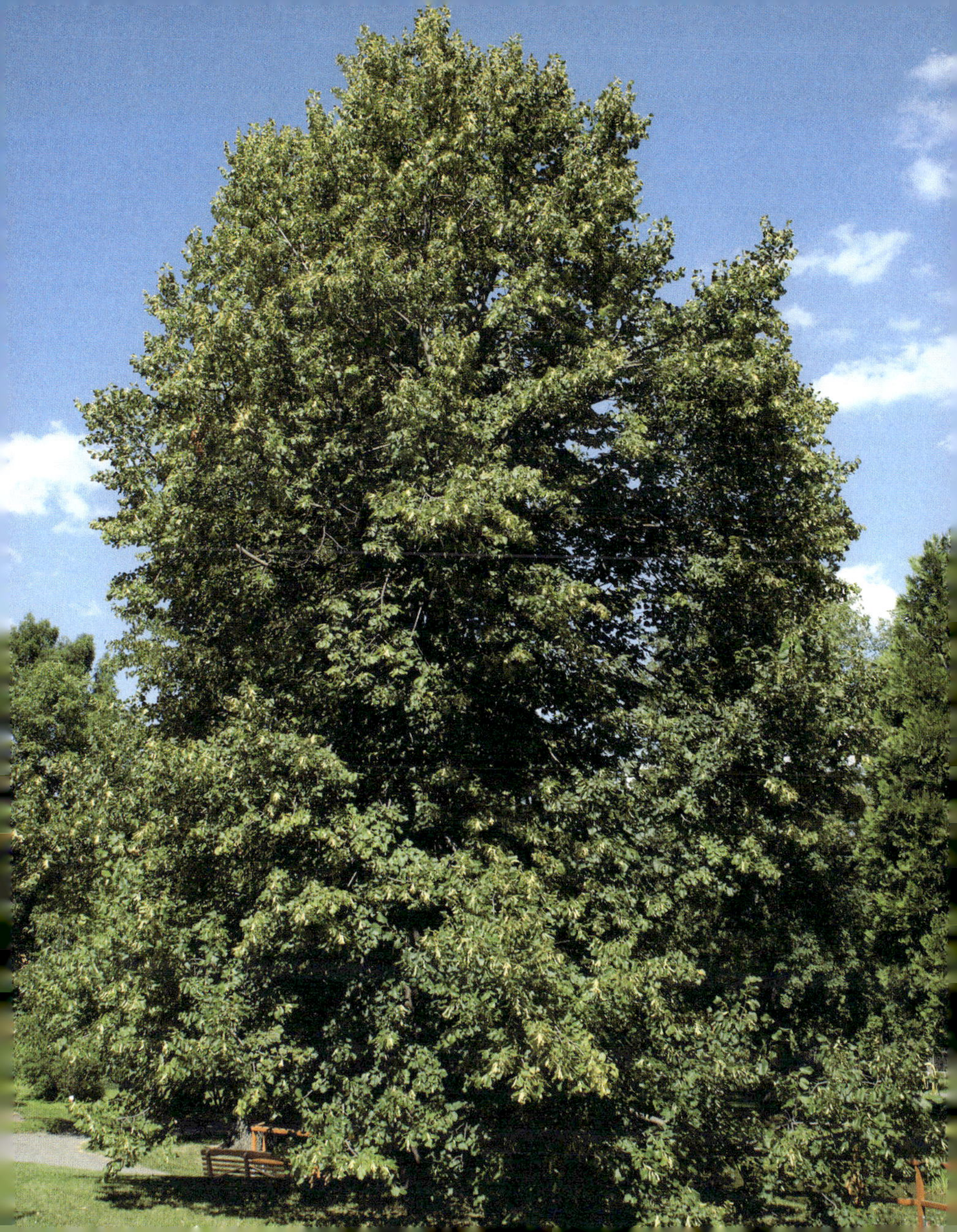

nur aus 2–8 Einzelblüten. Außerdem setzt bei den Sommerlinden, die man auch Großblättrige Linden nennt, die Blühphase rund 14 Tage früher, also ab Anfang Juni ein.
Als Sammelgut eignen sich sowohl die Blüten der Sommer- als auch der Winterlinde. Das Pflücken dieser Blüten sollte vorzugsweise an sonnigen Tagen erfolgen, wobei man die Deckblätter nicht von den Blütenrispen entfernen muss. Anschließend werden die Lindenblüten sofort an einer schattigen, luftigen Stelle (am besten auf einem Gazerahmen) getrocknet.

Vorsicht
Beim Pflücken bitte darauf achten, dass an den Hochblättern keine schwärzlichen Verfärbungen vorhanden sind, die von Rußtaupilzen herrühren. Damit infiziertes Sammelgut wäre nämlich zur späteren Teezubereitung ungeeignet.

Heilrezepte mit Linden

Lindenblütentee

Obwohl sich Lindenblütentee sowohl aus frischen als auch getrockneten Blüten zubereiten lässt, enthält unmittelbar zuvor gepflücktes Sammelgut besonders viel Schleimstoffe, Zucker und ätherische Öle. Pro Tasse Tee (150 ml Wasser) rechnet man 1–1½ Teelöffel Lindenblüten, die mit kochendem Wasser überbrüht werden. Diesen Aufguss 5–7 Minuten ziehen lassen und ihn anschließend so heiß wie möglich trinken. Wer seinen Tee süßen

möchte, sollte dafür vorzugsweise Lindenblütenhonig verwenden, weil dadurch der angenehme Geschmack des Tees nicht überdeckt, sondern eher abgerundet und intensiviert wird. Bisher sind keine schädigenden Nebenwirkungen von Lindenblütentee bekannt. Deshalb dürfen Sie pro Tag auch 5 oder mehr Tassen davon trinken.
Lindenblütentee wirkt beruhigend, entspannend, entzündungshemmend, schleimlösend, harntreibend, krampflösend und schweißtreibend. Deshalb wird er gern für »Schwitzkuren« bei Erkältungskrankheiten (s. S. 43) und Fieber (s. S. 44) verabreicht. Außerdem hat sich dieser Tee als Mittel gegen Sodbrennen (s. S. 57), Schlafstörungen (s. S. 56) und Durchfall (s. S. 39) bewährt. Darüber hinaus trägt er zur Linderung bei Harnblasenentzündung (s. S. 47), Magenschleimhautentzündung (s. S. 50), Migräne (s. S. 51), Bluthochdruck (s. S. 37), Bronchitis (s. S. 38), Ischialgien (s. S. 48) und Rheuma (s. S. 55) bei. Lindenblütentee fördert den Appetit. Deshalb hat sich sein Genuss auch bei Appetitlosigkeit (s. S. 35) bewährt. Falls es sich dabei um eine chronische Form der Appetitlosigkeit handelt, sollte das Trinken dieses Tees mit dem Hausarzt abgestimmt werden. In den meisten Fällen wird es aber seinerseits keine Einwände geben, den Lindenblütentee in den Behandlungsplan zu integrieren.

Lindenblütentee-Umschlag

Äußerlich lässt sich ungesüßter Lindenblütentee auch zur Behandlung von Furunkeln verwenden. Dazu 6–7 Teelöffel Lindenblüten mit 300 ml kochendem Wasser überbrühen. Sobald der Tee auf eine Temperatur von 38–40 °C abgekühlt ist, eine Kompresse hineintauchen und diese anschließend auf das Furunkel (s. S. 44) auflegen, wo sie mindestens 30 Minuten verbleiben sollte. Die Behandlung bei Bedarf bis zu 3-mal pro Tag durchführen.

Rosskastanie

Wichtige gesundheitliche/heilende Wirkungen: antibakteriell, entzündungshemmend, krampflösend, schmerzstillend, lässt Schwellungen abklingen, hautreinigend, beruhigend, desinfizierend

Die Rosskastanie *(Aesculus hippocastanum)* gehört zur Familie der Rosskastaniengewächse (Hippocastanoideae). Der Gattungsname »Aesculus« ist eine Wortschöpfung der Römer, die damit eine Eichenart bezeichneten. Carl von Linné, der Schöpfer der bis heute üblichen wissenschaftlichen Nomenklatur in der Botanik, übernahm diese Bezeichnung später. Der Artname »hippocastanum« besteht aus den griechischen Worten hippos = Pferd und kastanos = Früchte der Esskastanie, die denen der Rosskastanie in ihrem Aussehen stark ähneln. Eine engere Verwandtschaft zur Esskastanie *(Castanea sativa)* besteht allerdings nicht.

Die Fleischrote Rosskastanie
In Parks und großen öffentlichen Gartenanlagen findet man mitunter Kastanien, deren Blüten eine rosarote Färbung aufweisen. Dabei handelt es sich um die Fleischrote Rosskastanie *(Aesculus x carnea),* die auch als Rotblühende Kastanie bezeichnet wird. Diese Kastanien sind Kreuzungen zwischen der Rosskastanie und der Roten Kastanie

(Aesculus pavia), deren natürliches Verbreitungsgebiet sich auf Nordamerika konzentriert.

Im Unterschied zu den Früchten der Esskastanie sind die der Rosskastanie nicht als Nahrungsmittel für den Menschen geeignet. Sehr wahrscheinlich rühren sowohl der Art- als auch der Populärname der Rosskastanie daher, dass man in früheren Jahrhunderten annahm, dass die Türken ihre erkrankten Pferde damit behandelten.

Weitere umgangssprachliche beziehungsweise regionale Bezeichnungen für diesen Baum sind: Drusenkesten, Foppkastanie, Gemeine Rosskastanie, Gichtbaum, Judenkest, Kestenbaum, Pferdekastanie, Saukastanie, Säukestene, Vixirinde und Wilde Kestene.

Die Rosskastanie gehört nicht zu den ursprünglichen Baumarten Mittel- und Westeuropas. Stattdessen konzentrierte sich ihr einstiges Verbreitungsgebiet auf den Balkan. Ende des 16. Jahrhunderts brachte ein Gesandter namens Busbecq die ersten Rosskastaniensamen zusammen mit dem Flieder und der Tulpe nach Mitteleuropa. Hier trug der französische Sonnenkönig, Ludwig XIV., dem die Bäume außerordentlich gut gefielen, zu deren starker Verbreitung bei, indem er befahl, sie vielerorts zu kultivieren. In Deutschland wurden Rosskastanien gern über den Gewölbekellern von Bierbrauereien angepflanzt, denn zum einen haben sie recht flache Wurzeln und zum anderen spenden diese Bäume mit ihren üppigen Kronen viel Schatten. Das hatte eine zusätzliche Kühlhaltung des Bieres zur Folge, die sich wiederum positiv auf dessen Qualität auswirkte.

Bei der Rosskastanie handelt es sich um einen bis zu 35 m hoch werdenden Baum, der bereits im Herbst dicke Knospen an seinen Zweigen ansetzt, aus denen im folgenden Jahr zwischen Ende April und Anfang Mai die Laubblätter sprießen. Diese sind fingerartig gefiedert und bestehen aus 5–7 verkehrt eiförmigen Blättern, deren Länge bis zu 20 cm betragen kann. Diese Blätter besitzen doppelt gesägte Randbereiche und eine markante Nervatur. Die helleren Blattunterseiten sind außerdem fein behaart.
Bei den Rosskastanien erstreckt sich die Blühphase von Mai bis Juni, wobei die weißlichen Einzelblüten in endständigen, aufrechten kegelförmigen Rispen vereint sind. Nach der Befruchtung entwickeln sich aus den Einzelblüten bis September/Oktober die 5–6 cm großen Früchte. Voll ausgereift haben diese eine dunkelbraune, glänzende Färbung. An ihrem etwas abgeflachten Bereich befindet sich eine schmutzig weiße bis grauweißliche Fläche, die als Nabel bezeichnet wird. Die einzelnen Früchte sind immer von einer derben bestachelten Schale umgeben.

Wenn jemand einem anderen in einer prekären Situation hilft, heißt es umgangssprachlich oft: »Er holt ihm die Kastanien aus dem Feuer.« Allerdings sind hierbei nicht die Früchte der Ross-, sondern die der Esskastanie gemeint. Die Redensart basiert auf der Fabel »Der Affe und der Kater« des französischen Dichters Jean de La Fontaine, der von 1621–1695 lebte. In dieser Fabel umschmeichelt der Affe Bertrand den Kater Raton und überredet diesen schließlich, für ihn Esskastanien aus einem Feuer heraus zu stehlen. Während Raton mühselig Kastanie um Kastanie herausfischt und sich dabei mehrfach die Pfoten verbrennt, verspeist der Affe diese sofort, ohne dem Kater auch nur eine einzige übrig zu lassen.

Heilrezepte mit Rosskastanie

Rosskastanientinktur

Zur Herstellung dieser Tinktur ein Schraubglas zu etwa zwei Dritteln mit klein geschnittenen Kastanien füllen, wobei es für die spätere Wirkung keine Rolle spielt, ob diese geschält oder ungeschält sind (nur die Färbung der Tinktur fällt unterschiedlich aus: mit ungeschälten Früchten dunkelbraun, mit geschälten Kastanien gelblich). Anschließend das Glas fast bis zum Rand mit 32–38 %igem klaren Schnaps auffüllen. Die weitere Vorgehensweise ist die gleiche wie bei der Herstellung von Brombeerblättertinktur (s. S. 79).
Rosskastanientinktur besitzt vor allem eine sehr gute antibakterielle, krampflösende, schmerzstille und entzündungshemmende Wirkung. Sie eignet sich hervorragend zur äußerlichen Anwendung (mehrfach tägliche Einreibungen der betroffenen Körperstellen) bei Krampfadern und Venenentzündungen (s. S. 49), Hämorrhoidalleiden (s. S. 46), Ekzemen (s. S. 39) und Hautausschlägen. Bei Erkältungen (s. S. 43) tun Einreibungen von Brust und Rücken mit dieser Tinktur gut. Darüber hinaus bietet sie sich zur Desinfektion von offenen Wunden an und hat bei Rheuma (s. S. 55), Gicht (s. S. 46) und Ischialgien (s. S. 48) eine lindernde Wirkung.

Rosskastanienblüten-Tinktur

Diese Tinktur ähnelt in der Herstellung der von Rosskastanientinktur. Es werden nur anstatt der zerkleinerten Früchte Blüten in lockerer Schichtung in ein Schraubglas gegeben und anschließend mit 32–38 %igem klaren Schnaps übergossen.
Anwendungsmöglichkeiten: wie Rosskastanientinktur.

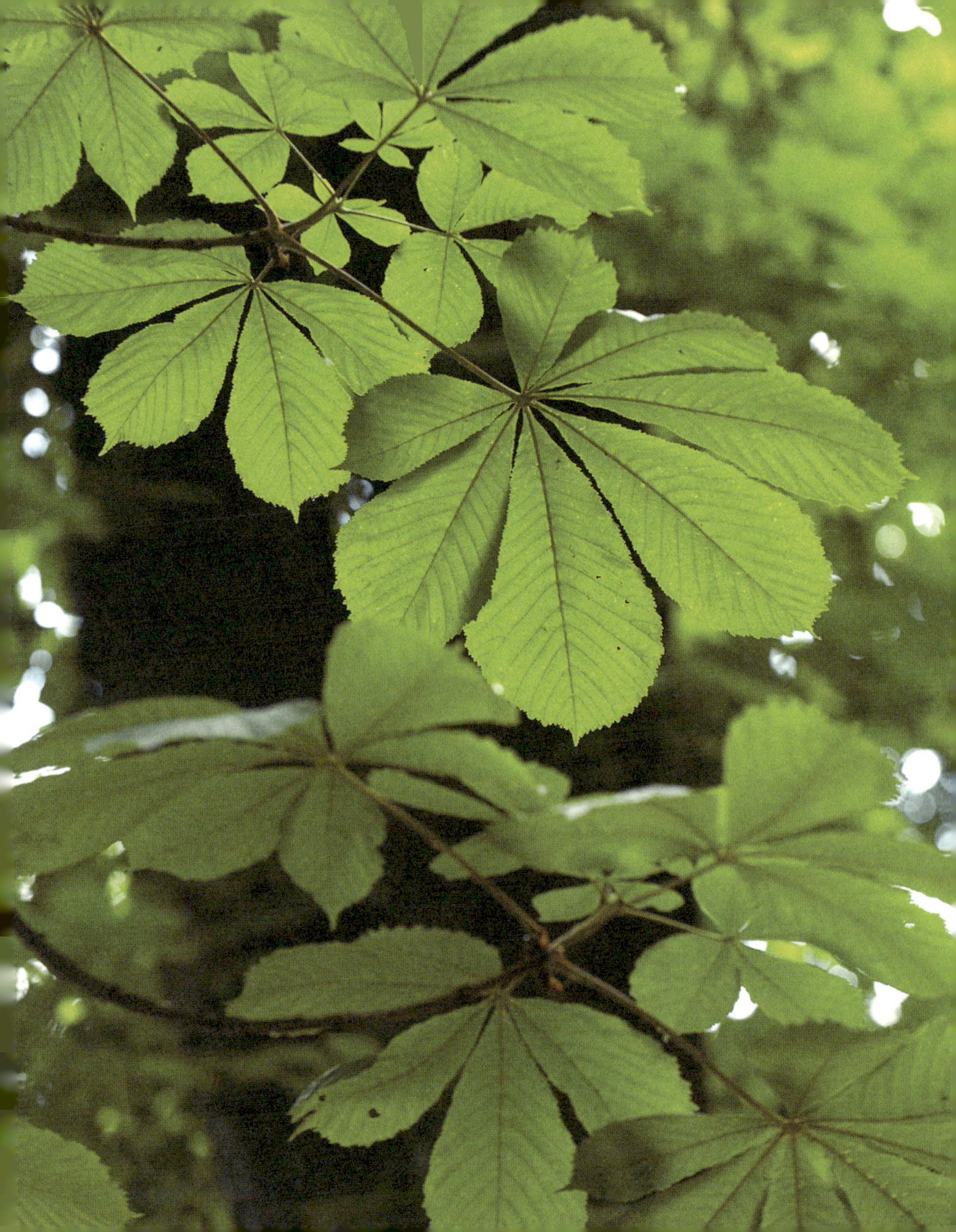

Rosskastanien-Lanolin-Creme

90 ml Oliven- oder Sonnenblumenöl
12 g Bienenwachs
45 g Lanolin
35 ml Rosskastanientinktur
12 Tropfen Antiranz
(aus der Apotheke)

Das Öl zusammen mit dem Wachs und dem Lanolin in ein Gefäß geben. Die weitere Herstellung ist mit der Rezeptvariante 1 für Lanolin-Creme (s. S. 33) fast identisch. Der einzige Unterschied besteht darin, dass statt des Teebaumöls 12 Tropfen Antiranz hinzugefügt werden.

Tipp
Wacholder unterstützt und forciert die Wirkung der Inhaltsstoffe der Rosskastanie. Wer das ausnutzen möchte, kann auf ganz einfache Weise eine Rosskastanien-Lanolin-Wacholder-Creme herstellen. Zu diesem Zweck lediglich beim Ansetzen der Rosskastanientinktur noch 25–35 möglichst frische Wacholderbeeren hinzufügen.

Rosskastanien-Lanolin-Creme eignet sich besonders gut zur Behandlung von Arthritis (s. S. 36), Krampfadern und Venenentzündungen (s. S. 49), Hämorrhoidalleiden (s. S. 46), Rheuma (s. S. 55), Gicht (s. S. 46) und Ischialgien (s. S. 48). Jeweils die betroffenen Körperbereiche mehrmals täglich mit der Creme einreiben. Aufgrund ihrer entzündungshemmenden und schmerzlindernden Wirkung hat sich Rosskastanien-Lanolin-Creme außerdem bei Sonnenbrand und leichten Verbrennungen (s. S. 58) bewährt.

17 Rosskastanienbäume sind leicht an ihren markanten Blättern zu erkennen.

Ein weiteres Anwendungsgebiet sind geschwollene Gliedmaßen, bei denen das Auftragen der Creme entspannend wirkt.

Rosskastanienrinden-Bäder

In der Rinde von Rosskastanien ist das Glykosid Aeculin reichlich enthalten. Dieses besitzt eine fluoreszierende Wirkung, weshalb ein aus dieser Rinde hergestellter Kaltauszug ein wenig leuchtet. Das ist aber weder schädlich, noch wird dadurch die Heilwirkung des Auszugs vermindert.
Zur Herstellung eines Kaltauszugs 3–4 Handvoll möglichst klein gehackter Kastanienrinde in einen Eimer geben und mit 5–7 l Wasser, das 25–30 °C warm ist, übergießen. Das Ganze mindestens 24–36 Stunden stehen lassen, damit sich die heilenden Substanzen im Wasser lösen können. Danach den Ansatz durch ein Sieb oder ein Leinentuch gießen und die dabei erhaltene Flüssigkeit in das Badewasser mischen.
Derartige Rosskastanienrinden-Bäder haben sich vor allem bei Hämorrhoidalleiden (s. S. 46), Rheuma (s. S. 55), Gicht (s. S. 46) und Ischialgien (s. S. 48) bewährt.

Rosskastanienblätter-Kompressen

Hierzu werden 3–4 Handvoll frischer Laubblätter benötigt, die man in ganz kleine Stücke schneidet. Die Blattstücke mit ganz wenig Wasser in einen Topf geben und zu einer breiähnlichen Masse kochen. Nachdem sich die Masse auf ca. 35 °C abgekühlt hat, diese in eine mehrlagige Kompresse füllen und bei Erkältungskrankheiten (s. S. 43) auf die Brust des Patienten legen. Die Kompresse sollte anschließend mindestens 20 Minuten einwirken. Diese Behandlung kann mehrmals täglich wiederholt werden, wobei es nicht erforderlich ist, jedes Mal eine neue Füllmasse herzustellen. Es genügt, die einmal hergestellte Masse vor der Behandlung wieder auf 35 °C zu erwärmen.

Tipp
Rosskastanienblätter-Kompressen entfalten auch bei Keuchhusten eine lindernde Wirkung.

Weiden

Wichtige gesundheitliche/heilende Wirkungen: entzündungshemmend, desinfizierend, fiebersenkend, schmerzlindernd, schleimlösend, krampflösend, muskelentspannend

Die Weiden (Salix) sind mit rund 450 Vertretern eine sehr artenreiche Gehölzgattung. Bei diesen Arten handelt es sich sowohl um Bäume, Sträucher als auch Zwergsträucher, deren natürliches Verbreitungsgebiet sich vorwiegend auf die gemäßigten Klimazonen der nördlichen Hemisphäre konzentriert. Während manche Arten bis zu 30 m hoch werden, erreichen andere, wie etwa die Netzweide *(Salix reticulata)* und die Stumpfblättrige Weide *(Salix retusa),* höchstens eine Größe von 25–30 cm.
Die Bezeichnung Weide leitet sich von dem althochdeutschen Wort »wida«

ab, was so viel wie »die Biegesame« bedeutet. Ob wiederum »wida« auf dem altgriechischen Wort »itea« basiert, ist bisher nicht geklärt. Ebenso wenig existiert bislang eine eindeutige Erklärung für die wissenschaftliche Gattungsbezeichnung »Salix«, welche die Weiden bereits von den alten Römern erhielten. Im Laufe der Jahrhunderte haben sich in einigen Gebieten Deutschlands mehrere volkstümliche beziehungsweise regionale Synonyme für die Weide entwickelt, wie etwa Felbern, Katzenstrauch, Maiholz, Weden, Weene, Weihbusch, Weidenbaum, Wicheln, Wie, Wieden und Wilge.

In der griechischen Mythologie hat die Weide eine große Bedeutung. So besagt die Legende, dass Hera, die Gattin des Göttervaters Zeus, auf der Insel Samos unter einer Weide geboren wurde. Des Weiteren hatte die Zauberin Kirke (deutsch: Zirze) ihren Weidenhain der Totengöttin Hekate geweiht. Dieser Hain stellte zugleich den Eingang in die Totenwelt dar.

Die alten Kelten verehrten die Weide als Symbol ihrer Frühlings- und Lichtgöttin Brigid. Ihr zu Ehren führten sie am Ende des Winters Verbrennungsrituale durch. Dabei entzündeten sie einen aus Weidenzweigen geflochtenen und mit Heu ausgestopften Winterriesen. Außerdem präsentierten die Druiden bei derartigen Ritualen rot bemalte Eier, welche die Erde und die Sonne symbolisierten. Nach keltischen Glaubensvorstellungen sollen nämlich die Erde und die Sonne aus zwei roten Schlangeneiern entstanden sein, die unter einer Weide eingebettet waren.

Zu den Bräuchen der katholischen und orthodoxen Kirche gehört es, am Palmsonntag einen Strauß aus Weidenzweigen aufzustellen und diesen mit Eiern zu behängen. Die geweihten Zweige dieses Straußes sollten sowohl im Haus als auch auf den Äckern und Wiesen für Fruchtbarkeit und neues Le-

18 Schon in der Steinzeit wurden Weiden zur Herstellung von Heilmitteln genutzt.

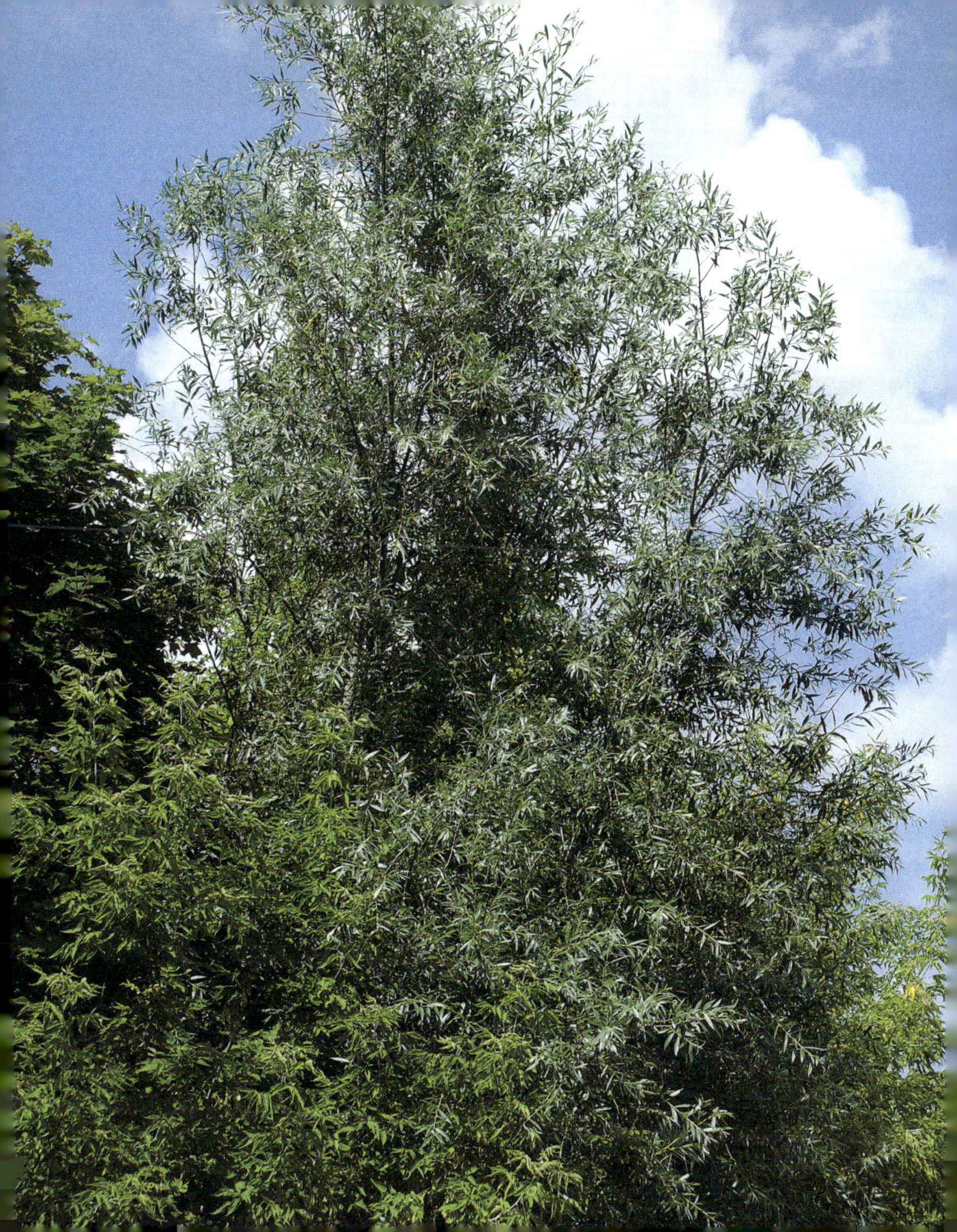

ben sorgen. Letztlich ist die Weide der heilige Baum der Poeten und fungierte in Schottland zudem als Symbol der Stärke und Harmonie.

Die einzelnen Bestandteile der Weiden werden nachweislich bereits seit der mittleren Steinzeit in vielfältiger Weise genutzt. Beispielsweise fand man bei Ausgrabungen steinzeitlicher Siedlungen die Reste von Seilen und Fischernetzen, die aus Weidenbast gefertigt waren. Ebenso nutzen die Menschen seit Jahrtausenden die sehr elastischen Weidenzweige als Material zum Flechten von Körben und anderen Gebrauchsgegenständen. Eine wichtige Rolle spielten diese Zweige, aus denen ganze Flechtwände gefertigt wurden, in früheren Zeiten beim Bau von Fachwerkgebäuden sowie als Verbundmaterial für Weichdächer, welche vorwiegend aus Stroh oder Ried bestanden. Weidenholz galt als beliebtes Material, um daraus die Rahmen für Harfen herzustellen, die oftmals aus nur einem Stück geschnitzt wurden.

In ländlichen Gebieten dienten die Blätter der Weiden früher häufig als Viehfutter. Außerdem pflanzte man diese Bäume, damals wie auch heute noch, gern an Bächen sowie Dorfteichen an, weil sie deren Ufer hervorragend stabilisieren.

Teile von Weiden gehören auch zu den ältesten Heilmitteln der Menschheit und wurden sehr wahrscheinlich schon in der Steinzeit häufig verwendet. Als gesichert gilt, dass bereits vor rund 3000 Jahren pulverisierte Weidenrinde im Zweistromland sowie im alten Ägypten als Mittel gegen Schmerzen und zum Senken von Fieber diente. Eine hohe Wertschätzung genoss die Weidenrinde auch bei den antiken Ärzten Hippokrates, Dioscurides sowie Galen, welche dieses Mittel gegen viele Krankheiten einsetzten. Die Weidenrinde war auch fester Bestandteil der mittelalterlichen Medizin. So findet man sowohl in den Schriften der Äbtissin Hildegard von Bingen als auch bei Albertus Magnus sowie bei Konrad von Megenberg zahlreiche Hinweise zur Verwendung dieses Heilmittels. Paracelsus, Adam Lonitzer, genannt Lonicerus, und Pietro Mattioli, genannt Matthiolus, schätzten die Weidenrinde ebenfalls sehr und verabreichten sie unter anderem als blutstillendes und schweißtreibendes Mittel. Zu allen Zeiten war den Menschen die schmerzlindernde Wirkung der Weidenrinde besonders wichtig. Sie basiert vor allem auf dem in der Rinde enthaltenden Salicin. Darüber hinaus zeichnet sich die Weidenrinde auch durch gute entzündungshemmende und Knorpel regenerierende Eigenschaften aus.

Chinarinde als Konkurrent

1763 veröffentliche der Brite Edward Stone eine Abhandlung, in welcher er Weidenrinde und die von dem südamerikanischen Fieberbaum *(Cinchona officinalis)* stammende Chinarinde miteinander verglich. Letztere hatte einen besseren Geschmack und verdrängte deshalb in den folgenden Jahrzehnten die Weidenrinde zunehmend. Diese gewann erst wieder an Bedeutung, als infolge der durch Napoleon verhängten Kontinentalsperre (1806–1813) so gut wie keine Importe von Chinarinde mehr möglich waren und man deshalb gezwungen war, wieder auf die Weidenrinde als fiebersenkendes Mittel zurückzugreifen.

Für die Hausmedizin sind im Wesentlichen nur die Silberweide *(Salix alba)*, die Echte Trauerweide *(Salix babylonica)*, die Sal-Weide *(Salix caprea)* sowie die Korbweide *(Salix viminalis)* von Interesse.

Bei der Silberweide handelt es sich um einen bis zu 15 m hoch werdenden,

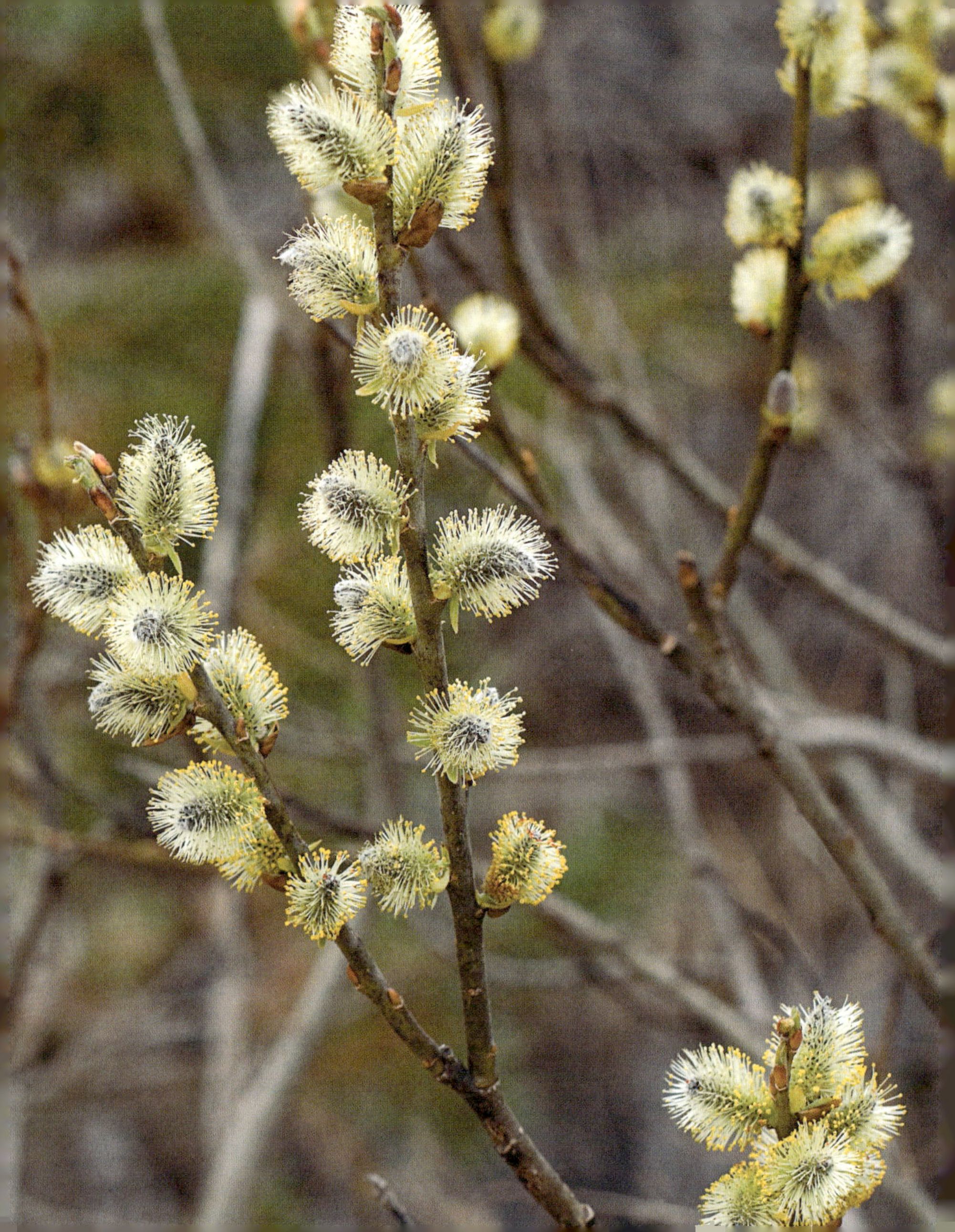

sommergrünen Baum mit tief eingerissener, graubrauner Borke. Sie besitzt kurz gestielte, lanzettliche Laubblätter, die bis zu 10 cm lang, aber höchstens 2 cm breit sind. Die Ränder dieser oberseits dunkel- und unterseits hellgrünen Blätter sind schwach gesägt und besitzen winzige Drüsen. Zwischen April und Mai erscheinen die grüngelben Blütenstände, die der Volksmund als (Weiden-)Kätzchen bezeichnet.
Mit Ausnahme der Britischen Inseln und einiger Teile Skandinaviens umfasst das natürliche Verbreitungsgebiet der Silberweide ganz Europa und erstreckt sich bis nach Westasien sowie in die Himalaja-Region. Allerdings tritt dieser Baum ab dem Ural zunehmend seltener auf. Als Standort bevorzugt die Silberweide feuchte bis staunasse Böden, wie sie beispielsweise in Auenwäldern, an Gewässerufern und auf sumpfigen Wiesen vorhanden sind.
Die in Mitteleuropa gern in Parks und an Teichen kultivierte Echte Trauerweide stammt aus Ostasien und kann eine Wuchshöhe von bis zu 20 m erreichen. Das charakteristischste Merkmal dieses Baums sind seine rutenähnlichen, stark überhängenden Zweige. Ähnlich wie die Silberweide besitzt auch die Trauerweide sehr lange lanzettliche Blätter, die über 15 cm lang sein können und dabei maximal eine Breite von 2,5 cm erreichen.

Verwechslungsgefahr
Von der Silberweide existieren zwei Formen, die als Dotter- beziehungsweise Trauerweide bezeichnet werden. Bei beiden Formen hängen die Zweige, genau wie bei der Echten Trauerweide, nach unten. Allerdings sind diese bei der Echten Trauerweide hellgrau ge-

19 Weidenkätzchen heißen so, weil sich die Blütenstände so weich wie Katzenfell anfühlen.

färbt, während die Dotterweide hellgelbe bis rötliche und die Trauerweide kräftig gelbe Zweige besitzt. Außerdem wirken die nach unten hängenden Zweige der Trauerweide wesentlich schlaffer als bei der Dotterweide.

Bei der Korbweide handelt es sich um einen 3–8 m hohen Strauch oder Baum mit ebenfalls lanzettlichen Blättern, deren Länge bis zu 15 cm und deren Breite höchstens 1,5 cm beträgt. Die bevorzugten Standorte der Korbweide ähneln deren der Silberweide.
Im Unterschied zu den drei zuvor vorgestellten Weidenarten besitzt die Sal-Weide ovale Laubblätter, die am Ende in einer winzigen Spitze münden und in ihrer Form ein wenig an die von Buchen *(Fagus sylvatica)* erinnern. Die Ränder dieser oberseitig dunkel- und unterseitig hellgrünen Blätter sind ebenfalls gesägt. Sal-Weiden können bis zu 10 m hoch werden und dabei sowohl eine baum- als auch strauchartige Wuchsform aufweisen.

Als Sammelgut wird die Weidenrinde genutzt. Dazu kann man entweder die Rinde von größeren Zweigen und Ästen abschälen oder auch junge Zweige komplett zerkleinern. Die Weidenrinde lässt sich sowohl frisch als auch im getrockneten Zustand verwenden. Das Trocknen und die weitere Aufbewahrung der Weidenrinde erfolgt in der gleichen Weise wie von Eichenrinde (s. S. 87).

Heilrezepte mit Weiden

Weidenrindentinktur

Zur Herstellung dieser Tinktur ein Schraubglas zu etwa zwei Dritteln mit Weidenrinde oder klein geschnittenen jungen frischen Weidenzweigen füllen, von denen man zuvor die Blätter entfernt hat. Die beste Zeit für einen derartigen Ansatz ist das späte Frühjahr, weil zu diesem Zeitpunkt die Zweige große Mengen medizinisch wirksamer Inhaltsstoffe enthalten. Anschließend das Glas fast bis zum Rand mit 32–38 %igem klaren Schnaps auffüllen. Die weitere Vorgehensweise ist mit der Herstellung von Brombeerblättertinktur (s. S. 79) identisch.

Weidenrindentinktur besitzt eine sehr gute schmerzstille und entzündungshemmende Wirkung. Sie eignet sich hervorragend zur äußerlichen Anwendung (mehrfach tägliche Einreibungen der betroffenen Körperstellen) bei Gicht (s. S. 46), Rheuma (s. S. 55), Sehnenscheidenentzündungen (s. S. 57), Muskelzerrungen und Muskelkater (s. S. 53) sowie Neuralgien (s. S. 54).

Darüber hinaus ist aber auch eine innerliche Anwendung dieser Tinktur bei Erkältungen (s. S. 43) und Harnblasenentzündungen (s. S. 47) möglich, wobei täglich 3-mal ein Esslöffel voll eingenommen werden kann. Wer die Tinktur als »zu scharf« empfindet, kann sie im Verhältnis 1:1 mit Wasser, lauwarmem Kamillen- oder Melissentee verdünnen.

Weidenrinden-Lanolin-Creme

90 ml Oliven- oder Sonnenblumenöl
12 g Bienenwachs
45 g Lanolin
35 ml Weidenrindentinktur
12 Tropfen Antiranz
(aus der Apotheke)

Die Herstellung dieser Creme gleicht im Wesentlichen der von Rosskastanien-Lanolin-Creme (s. S. 129). Der einzige Unterschied besteht darin, dass anstatt der Rosskastanientinktur Weidenrindentinktur (s. S. 139) verwendet wird.
Mit der Weidenrinden-Lanolin-Creme lassen sich äußerlich die gleichen Krankheiten behandeln wie mit Weidenrindentinktur. Dabei sollten die betroffenen Körperbereiche 3- bis 4-mal täglich mit der Creme behandelt werden.

Weidenrindenbäder

Zur Herstellung eines Heißauszugs 3–4 Handvoll möglichst klein gehackter Weidenrinde in einen Eimer geben und mit 5–7 l kochendem Wasser übergießen. Diesen Ansatz mindestens 24–36 Stunden stehen lassen. Danach verfährt man in gleicher Weise wie bei Rosskastanienrinden-Bädern.
Weidenrinden(voll)bäder wirken bei Rheuma (s. S. 55), Gicht (s. S. 46), Muskelzerrungen und Muskelkater (s. S. 53) sowie bei Neuralgien (s. S. 54) schmerzlindernd.

Weidenrindentee

Einen gehäuften Teelöffel zerkleinerte Rinde mit 250 ml Wasser in einen Topf geben und das Ganze zum Kochen bringen. Danach den Topf vom Herd nehmen und den Tee noch 5 Minuten ziehen lassen. Falls der Tee nach dem Filtern durch ein Sieb als zu bitter empfunden wird, kann man ihn mit Bienenhonig süßen.
Weidenrindentee hat sich zur Behandlung von Fieber (s. S. 44) sowie bei Erkältungskrankheiten (s. S. 43) bewährt. Von diesem Tee können bis zu 3 Tassen täglich getrunken werden. Aufgrund seiner desinfizierenden Wirkung

lässt sich Weidenrindentee auch als Gurgelmittel bei Entzündungen des Mund-Rachen-Hals-Raums (s. S. 40) nutzen. Mit lauwarmem Tee können auch (schlecht heilende) Wunden ausgewaschen werden. Für diesen Zweck hat es sich als vorteilhaft erwiesen, bei der Zubereitung 2–3 gehäufte Teelöffel Rinde auf 250 ml Wasser zu geben.

Vorsicht in der Schwangerschaft
Um unerwünschte Nebenwirkungen zu vermeiden, sollte während der Schwangerschaft sowohl auf die innerliche Anwendung von Weidenrindentinktur als auch auf das Trinken von Weidenrindentee verzichtet werden.

Weißdorne

Wichtige gesundheitliche/heilende Wirkungen: beruhigend, blutdruckregulierend, schlaffördernd

Bei den Weißdornen handelt es sich um Sträucher oder kleine Bäume aus der Familie der Rosengewächse (Rosaceae). Diese Kernobstgewächse sind mit dem Eingriffligen Weißdorn *(Crataegus monogyna),* dem Zweigriffligen Weißdorn *(Crataegus laevigata)* sowie dem seltenen Großkelchigen

Weißdorn *(Crataegus rhipidophylla)* in Mitteleuropa vertreten. Alle drei Arten ähneln einander nicht nur, sondern neigen darüber hinaus noch zu starker natürlicher Bastardierung, sodass man häufig Kreuzungsexemplare antrifft.

Als die Menschen in der Neusteinzeit allmählich sesshaft wurden, umgaben sie sowohl ihre Häuser als auch Weideflächen häufiger mit dichten Weißdornhecken, um diese so vor wilden Tieren zu schützen. Interessanterweise trugen die Nutztiere wie Schafe und Ziegen dazu bei, dass derartige Hecken immer dichter wurden. Durch das Abknabbern der Blätter und kleinen Zweige wurde nämlich der Weißdorn zu weiterem kräftigen Wachstum angeregt.

Darüber hinaus spielte der Weißdorn auch in der Mythologie der alten Völker eine wichtige Rolle. So befestigte man beispielsweise im antiken Rom an den Haus- und Stalltüren Weißdornzweige, welche die Kinder und das Vieh vor raubvogelgestaltigen Hexenwesen, den Strigen, schützen sollten. Die alten Slawen glaubten, dass der Weißdorn Wiedergänger abwehrte. Deshalb durchbohrten sie die Herzen von Leichen, von denen man mutmaßte, dass sie künftig als Wiedergänger ihr Unwesen treiben würden, mit angespitzten Weißdornhölzern.

Bei den Germanen war es im Rahmen des Totenkultes üblich, das Holz von Hundsrosen und Weißdornen mit in die Scheiterhaufen zu integrieren, welche zur Verbrennung von Leichen aufschichtet wurden. Möglicherweise erhielt der Weißdorn – basierend auf diesen Verbrennungsritualen – auch seine Synonymbezeichnung »Schlafdorn«, weil die Germanen davon ausgingen, dass sich ihre Toten in einem schlafähnlichen Zustand in die Welt der Götter begaben. Außerdem wurde von einigen nordgermanischen Stäm-

20 In nordischen Sagen gilt der Weißdorn als Sitz der Elfen.

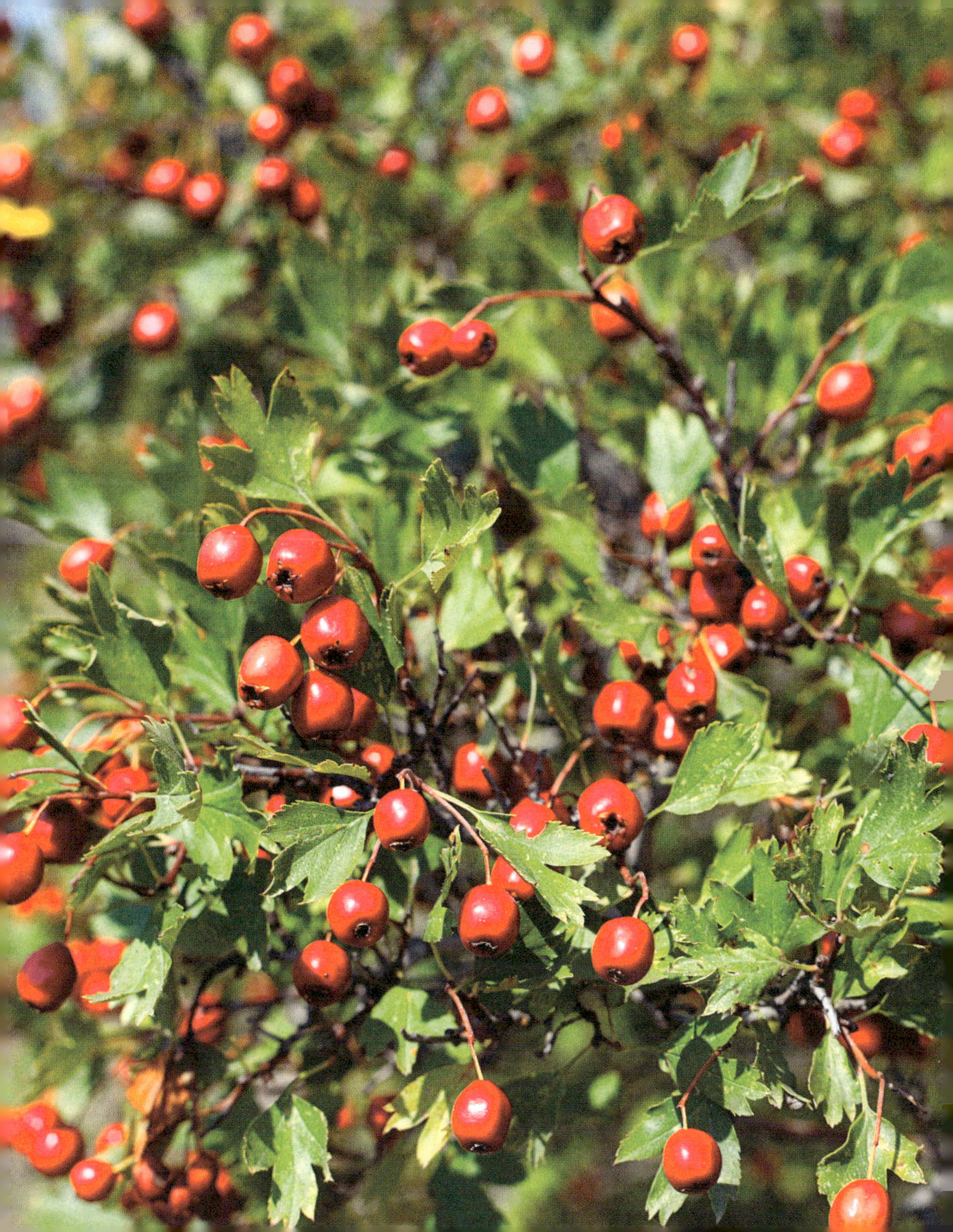

men ein Zustand, bei dem jemand durch einen Schlafzauber belegt war, als Schlafdornstechen bezeichnet. Diesen Zauber soll auch Odin, der höchste germanische Gott, genutzt haben, als er Brunhilde mit einem Weißdornstachel verletzte, worauf diese in einen tiefen Schlaf versank.

Märchenhaft
Ein literarisches Denkmal wurden dem »Schlafdorn« in dem sehr bekannten grimmschen Märchen »Dornröschen« gesetzt. Bei den Gehölzen, welche in dem Märchen an den Schlossmauern als Dornenhecken emporwuchsen, dürfte es sich nämlich nicht um Hundsrosen, sondern um die dichter werdenden Weißdorne gehandelt haben.

In den nordischen Sagen fungiert der Weißdorn häufig als Wohnstätte der Elfen. Um diese Wesen positiv zu stimmen, wurden in früheren Zeiten oftmals kleine Stoffstücke und Haare in die Weißdorne geflochten. Ebenso fertigte man Teile von Kinderwiegen aus Weißdornholz, welches verhindern sollte, dass böse Feen die Neugeborenen vertauschen.
Die große Bedeutung, die der Weißdorn für den Menschen hatte und noch immer hat, verdeutlichen auch dessen zahlreiche volkstümliche Namen. So werden diese Gehölze beispielsweise als Haakäsen, Hagäpfli, Hagedorn, Hägele, Hagewiepkes, Handorn, Haweide, Haynerholz, Heckendorn, Heinzerleinsdorn, Mehlbaum, Mehlbeerbusch, Mehlbeere, Mehlfässchen, Webdüorn, Wibelken, Wittdäorn, Wubbelken und Zaundorn bezeichnet.

Weißdorne können Wuchshöhen von 2–3 m, in seltenen Fällen auch bis 12 m erreichen. Die letztgenannten Exemplare haben dann eine baumartige Gestalt, während bei den erstgenannten die Stauchform dominiert. Typisch sind das harte Holz und der kräftige Dornenbesatz an den Zweigen. Die oberseitig fettig glänzenden Blätter besitzen eine drei- bis fünflappige Form. Im Unterschied zum Zweigriffligen Weißdorn, dessen Blätter mit ein wenig Fantasie fast an Eichenlaub erinnern, sind diese beim Eingriffligen Weißdorn noch stärker gelappt und wirken deshalb schon fiederspaltig. Des Weiteren unterscheiden sich beide Arten, wie es bereits ihre Populärnamen aussagen, durch die Anzahl der Griffel in den Blütenständen. Außerdem setzt die Blühphase, die sich bei dem Zweigriffligen Weißdorn von Mai bis Juni erstreckt, beim Eingriffligen Weißdorn rund 14 Tage später ein. Bei beiden Arten sind Blüten immer in endständigen aufrechten Doldenrispen vereint. Der von den Blüten verströmte Trimethylamin-Geruch wird von menschlichen Nasen als unangenehm empfunden. Auf viele Käfer und Hautflügler, darunter zahlreiche Fliegen, wirkt er jedoch als sehr probates Lockmittel. Diese Insekten finden sich deshalb gern zur Nahrungsaufnahme an den nektarreichen Blüten ein und führen dabei gleichzeitig deren Befruchtung durch. Im Anschluss entwickeln sich aus den Blüten bis Mitte August/Anfang September die scharlachroten, glänzenden Früchte, welche im Stadium der Vollreife ein fast mehlartig anmutendes Fruchtfleisch besitzen.
Bereits die Blüten weisen einen bitteren Geschmack auf. Dieser ist auch in den Früchten vorhanden, in denen er allerdings noch durch die Komponenten »säuerlich« und »mehlig« ergänzt wird.
Erkenntnisse von der heilenden Wirkung des Weißdorns liegen erst seit rund einhundert Jahren vor. Die in diesen Pflanzen enthaltenen Substanzen üben

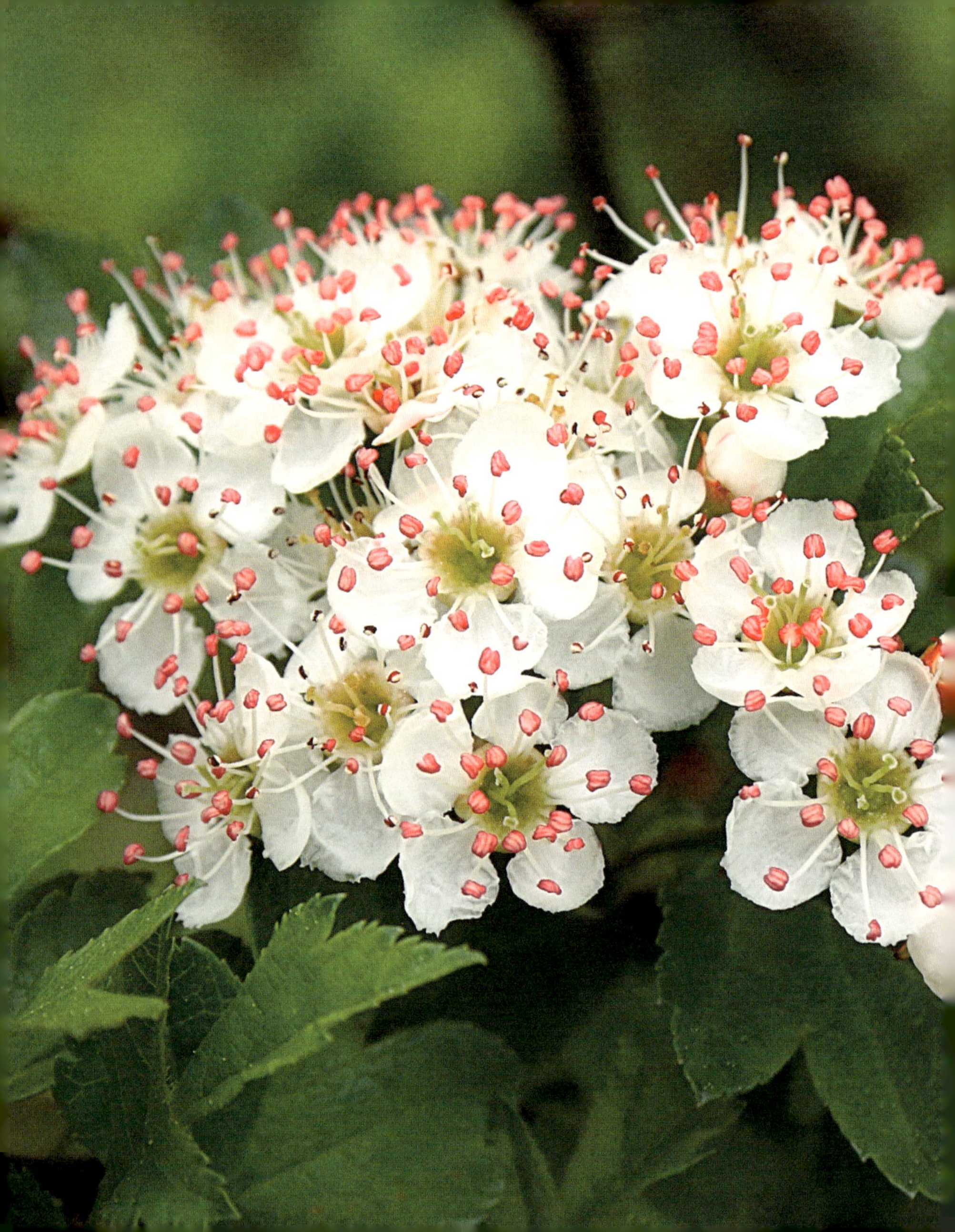

eine positive Wirkung auf das Herz aus, insbesondere bei älteren Menschen. Sie versorgen den Herzmuskel mit mehr Sauerstoff und tragen so zur Steigerung von dessen Kraft sowie zu einer Erweiterung der Herzkranzgefäße bei. Dadurch wirken sie gleichzeitig der auch Stenokardie, Brustenge, Herzschmerz oder Herzkranzgefäßverengung genannten gefürchteten Alterskrankheit Angina pectoris entgegen.
Als Sammelgut eignen sich die Blüten und die reifen Früchte. Beides kann sowohl im frischen als auch getrockneten Zustand verwendet werden. Die Trocknung und weitere Aufbewahrung des Sammelgutes erfolgt in der gleichern Weise wie bei der Heidelbeere (s. S. 103).

Heilrezepte mit Weißdorn

Weißdorntee

Für die Zubereitung dieses Tees ist ein gehäufter Teelöffel Blüten oder Früchte pro Tasse erforderlich. Diese mit kochendem Wasser übergießen. Anschließend den Tee 3 Minuten (bei Verwendung von getrockneten Früchten 4 Minuten) lang ziehen lassen und ihn dann in kleinen Schlucken trinken. Bei Bedarf kann man diesen Tee mit Honig süßen.
Weißdorntee wirkt beruhigend und entspannend. Deshalb hat er sich gut als Mittel gegen Schlafstörungen (s. S. 56) und Bluthochdruck (s. S. 37) bewährt. Interessanterweise hilft dieser Tee aber nicht nur bei zu hohem, sondern auch bei zu niedrigem Blutdruck, indem er das Kreislaufsystem kräftigt. Falls Sie wegen dauerhafter Blutdruckprobleme bereits Medikamente einnehmen, sollten Sie die zusätzliche Anwendung von Weißdorntee mit dem behandelnden Arzt abstimmen. Dadurch können Sie sicher sein, dass die in

21 Weißdorn wirkt positiv auf Herz und Kreislauf und sorgt für erholsamen Schlaf.

den Medikamenten und dem Tee enthaltenden Substanzen sich nicht neutralisieren oder gar gegeneinander wirken.

Weißdorntinktur

Zur Herstellung dieser Tinktur ein Schraubglas zu etwa zwei Dritteln mit reifen Weißdornfrüchten füllen. Anschließend so viel 32–38 %igen klaren Schnaps darübergießen, bis das Glas fast randvoll ist Die weitere Vorgehensweise ist mit der Herstellung von Brombeerblättertinktur (s. S. 79) identisch.

Von der Weißdorntinktur kann man täglich 3-mal 20–30 Tropfen einnehmen. Bei Bedarf lässt sich diese 1:1 mit Wasser verdünnen, um so deren bitteren Geschmack etwas abzumildern.

Weißdorntinktur besitzt im Wesentlichen die gleichen Eigenschaften wie Weißdorntee. Deshalb wird sie ebenfalls zur Behandlung von Schlafstörungen (s. S. 56) sowie von zu hohem oder zu niedrigem Blutdruck eingesetzt.

Übersicht der Heilrezepte

Gesunder Genuss – Der Wald in der Küche

Zahlreiche Früchte, Blüten und Blätter des Waldes lassen sich aber nicht nur als Heilmittel, sondern auch zum Zubereiten von allerlei Speisen und Getränken verwenden. Dabei schließt der kulinarische Genuss dieser Zutaten eine medizinische Wirkung nicht aus. Im Gegenteil, oft wirken die verwendeten Pflanzenteile sogar vorbeugend, indem sie den Körper mit zusätzlichen Vitaminen versorgen und dadurch das Immunsystem stärken.

Birkensaft-Frühlingscocktail

Dieser Cocktail erweist sich mit Sicherheit auf jeder Oster-, Pfingst- oder Geburtstagsparty als kulinarische Überraschung.

Für 4 Weingläser

500 ml Birkensaft
125 ml heller Traubensaft
125 ml trockener Weißwein
1 EL Pfefferminzlikör
100–200 ml Zuckersirup (je nachdem, wie süß man es mag)
4 gestrichene EL Zucker
4 Zitronen- oder Limettenscheiben zum Dekorieren

Alle Zutaten in eine Schüssel geben und mit einem Mixer eine Minute lang gut verrühren. Anschließend den fertigen Cocktail in Gläser füllen und bis zum Servieren in den Kühlschrank stellen. Vor dem Servieren noch jedes Glas mit einer Zitronen- oder Limettenscheibe dekorieren.

Brombeer-Smoothie

Ein Brombeer-Smoothie ist eine regelrechte »Vitaminbombe«, die nicht nur an heißen Sommertagen erfrischt, sondern auch ausgezeichnet schmeckt.

Für 4–5 Gläser

250 g Brombeeren
1 TL Zitronensaft
1 gestrichener EL Puderzucker
1 Päckchen Vanillezucker
400 ml eiskalte Milch (Fettgehalt 1,5 %)
2 EL frischer Quark (Sie können auch Joghurt oder Kefir verwenden)
2 Kugeln Speiseeis (vorzugsweise in den Geschmacksrichtungen Vanille, Sahne, Himbeer oder Erdbeer)
50 g Schlagsahne
einige frische Brombeeren und kleine Brombeerblätter zum Garnieren

Die Brombeeren zusammen mit dem Zitronensaft, dem Puderzucker und einem halben Päckchen Vanillezucker im Mixer pürieren. Anschließend ebenfalls mit dem Mixer vorsichtig die Milch, den Quark und das Eis unterziehen. In einem separaten Gefäß die Sahne mit dem restlichen Vanillezucker steif schlagen. Den Smoothie in Gläser füllen, Sahne daraufgeben und das Ganze mit den frischen Brombeeren und Brombeerblättern garnieren. Selbstverständlich kann man auch auf die Sahne verzichten und auf diese Weise den Kaloriengehalt des Smoothies erheblich reduzieren.

Brombeermarmelade mit Bananen

Diese schmackhafte Marmelade, begeistert nicht nur zum Frühstück, sondern eignet sich auch gut als Füllung für Plätzchen und Biskuitrollen.

1 kg frisch gepflückte Brombeeren
500 g geschälte Bananen
1,5 kg Gelierzucker
2 Päckchen Vanillezucker

Die Brombeeren gut waschen und abtropfen lassen, dann zusammen mit den Bananen in einen Topf geben und das Ganze pürieren. Nun den Gelier- sowie den Vanillezucker hinzufügen. Diesen Marmeladenansatz auf dem Herd einmal kurz aufkochen und noch 5 Minuten bei etwas kleinerer Hitze köcheln lassen. Danach die Marmelade in zuvor mit heißem Wasser ausgespülte Schraubgläser füllen und diese sofort mit einem Deckel verschließen. Um zu testen, ob die Gläser luftdicht verschlossen sind, diese bis zum nächsten Tag auf den Kopf stellen. Bei Gläsern, die nicht vollständig verschlossen sind, läuft die Marmelade aus. In diesem Fall müssen Sie den Inhalt des Glases nicht entsorgen, aber Sie sollten ihn in den folgenden Tagen aufessen.

Eichelkaffee

Mangels echten Kaffees galt Eichelkaffee in Notzeiten vielerorts als zweitklassiges Alternativgetränk. Inzwischen weiß man jedoch, dass dieser »Ersatzkaffee« verschiedene positive Wirkungen auf den menschlichen Körper hat. Zudem ist es immer recht reizvoll, ein Rezept auszuprobieren, dessen Geschmack man bisher nicht kannte. Weil Eichelkaffee den Blutzuckerspiegel senkt, stellt er zugleich ein hervorragendes Getränk für Diabetiker dar.

Für 1 Tasse

1 gehäufter TL Eichelkaffeepulver (aus 4–6 Eicheln)
300 ml Wasser
1 gehäufte Messerspitze Zimt

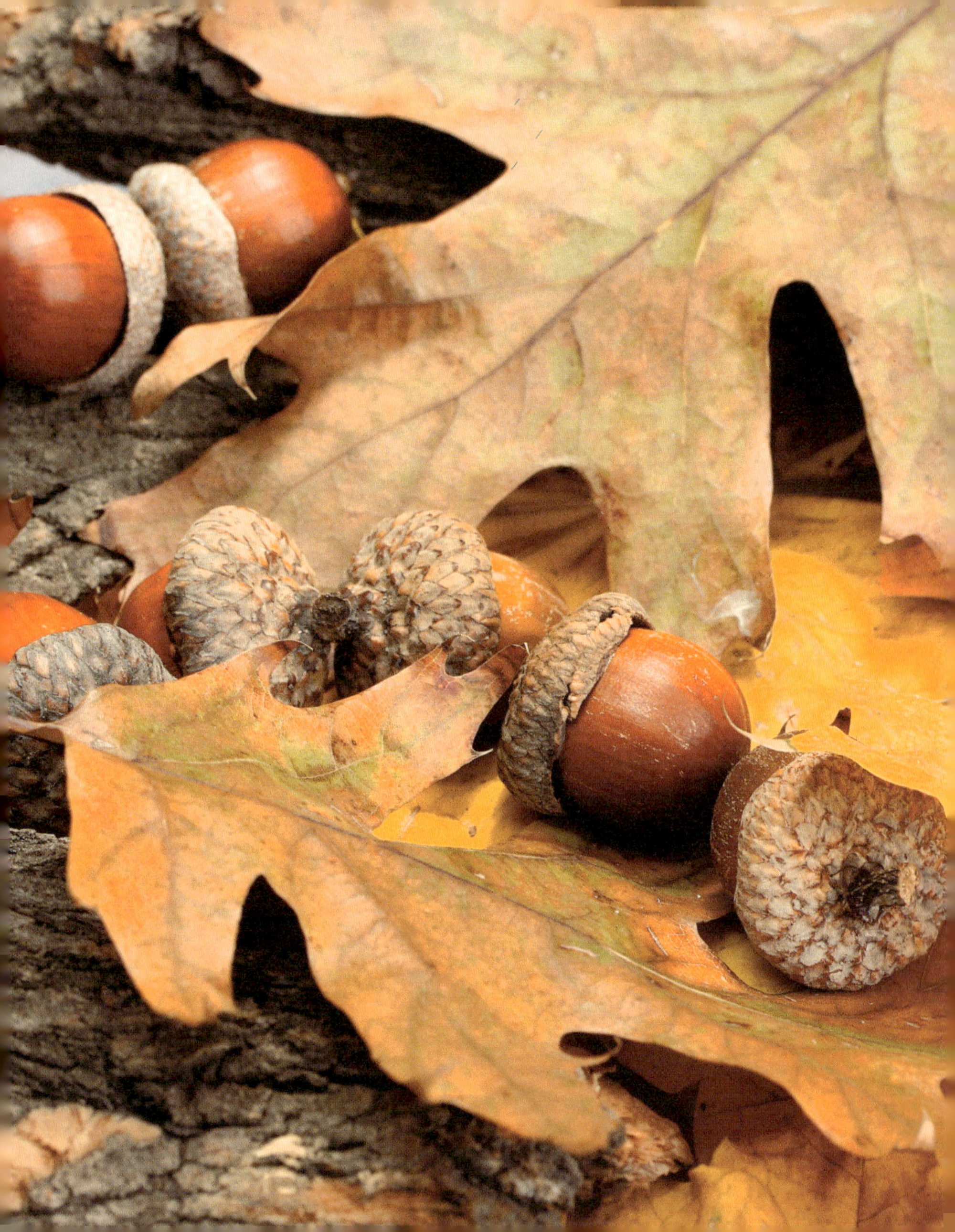

Zunächst die Schale der Eicheln entfernen. Zu diesem Zweck die Eicheln auf ein Blech legen und dieses in den auf 150 °C vorgeheizten Backofen schieben. Während der folgenden 10 Minuten die Eicheln 3- bis 4-mal mit einem Holzlöffel wenden. Durch das Erhitzen wird die Eichelschale gesprengt, sodass sich danach die Kerne problemlos herauslesen lassen. Diese für 2 Tage in kaltes Wasser legen, um einen Großteil der enthaltenen Bitter- und Gerbstoffe auszuschwemmen. Anschließend die Kerne in kleine Stücke hacken und diese bei kleiner Hitze so lange in einer Pfanne rösten, bis sie eine goldbraune Färbung annehmen. Nun die Pfanne vom Herd nehmen, die Kernstücke erkalten lassen und sie dann mithilfe einer Kaffeemühle oder einer Küchenmaschine zu feinem Pulver vermahlen.
Zur Kaffeezubereitung das Wasser in einem Topf zum Kochen bringen. Dann das Eichenkaffeepulver hineingeben und das Ganze bei mittlerer Hitze 2–3 Minuten köcheln lassen. Anschließend den Kaffee durch ein sehr feinmaschiges Teesieb gießen, den Zimt hinzufügen und das Heißgetränk servieren. Je nach individuellen Geschmacksvorlieben lässt sich der Eichelkaffee auch mit (Kondens-)Milch und/oder Zucker verfeinern.

Fichtengelee

Eine sehr wohlschmeckende Alternative zu den sonst üblichen Frühstücksmarmeladen und -konfitüren ist das Fichtengelee.

300 g Fichtentriebspitzen
1 l Wasser
500 g Gelierzucker 3:1

22 Kaffee aus Eicheln: eine koffeinfreie Alternative, die man auch am Abend genießen kann.

Die Fichtentriebspitzen im Wasser kochen, über Nacht zum Ziehen und Abkühlen stehen lassen und am nächsten Tag die Flüssigkeit durch ein Sieb filtern. Nun die Flüssigkeit mit dem Gelierzucker unter ständigem Rühren 5 Minuten lang kochen und anschließend das entstandene Gelee in Einweckgläser füllen.

Alkoholfreier Hagebuttenpunsch

Gut gekühlt hat sich dieser Punsch als ein herrliches sommerliches Erfrischungsgetränk erwiesen. Wird er dagegen an einem kalten Herbst- oder Wintertag warm genossen, fühlt man sich danach so richtig behaglich.

1,5 l Hagebuttentee (s. S. 116)
1 l roter Traubensaft oder Kirschsaft
1 Stange Zimt
3 Gewürznelken
Schale von ¼ unbehandelten Zitrone
Schale von ¼ unbehandelten Orange

Den Hagebuttentee zusammen mit den restlichen Zutaten in einen Topf füllen, kurz aufkochen und dann mindestens 10 Minuten lang ziehen lassen. Den Punsch vor dem Servieren durch ein Sieb gießen. Wem dieses Getränk nicht süß genug ist, kann nach Belieben Zucker oder Honig hinzufügen.

Hagebutten-Rosen-Likör

Ein hervorragend schmeckender Likör, der jeder Feier eine ganz besondere Note verleiht.

250 g Rosenblüten
500 frische Hagebutten
150 g Zucker
750 ml 32–38 %iger klarer Schnaps
(z. B. Doppelkorn oder Wodka)

Die Rosenblüten und die Hagebutten waschen und gut trocken tupfen, dann zusammen mit dem Zucker in eine verschließbare 2-l-Flasche geben und anschließend den Schnaps darübergießen. Die Flasche verschließen und für 4–6 Wochen an einen relativ warmen Platz, beispielsweise auf den Küchenschrank, stellen. Während dieser Zeit die Flasche einmal pro Woche kräftig durchschütteln, weil sich dadurch der Zucker schneller auflöst. Schließlich den Liköransatz durch ein Küchensieb gießen und die Flüssigkeit in einer Schüssel auffangen, in verschließbare Flaschen füllen und diese bei Zimmertemperatur oder im Kühlschrank aufbewahren.

Hagebuttensuppe

Fruchtsuppen sind bei Alt und Jung beliebt – also warum nicht auch einmal eine etwas ausgefallene Variante mit Hagebutten probieren.

750 g frisch gepflückte Hagebutten
1 Messerspitze Salz
300 ml Wasser
50 g Butter oder Margarine
1 EL Weizenmehl
Saft von 1 unbehandelten Zitrone
2 Messerspitzen Zimt
125 ml Rotwein
20 ml Weinbrand
Zucker (nach Belieben)

Die Hagebutten waschen, halbieren und entkernen. Die Fruchthälften mit dem Salz und dem Wasser in einen Topf geben und so lange kochen, bis sie weich sind. Anschließend das Ganze durch ein Sieb geben und dabei die Flüssigkeit auffangen. Die Hagebuttenhälften gut abtropfen lassen und dann durch das Sieb streichen, um das Fruchtmark zu gewinnen. Nun aus der Butter und dem Mehl eine Schwitze herstellen und mit ein wenig aufgefangenem Hagebuttenwasser ablöschen. Nun unter ständigem Rühren Zitronensaft, Fruchtmark, Zimt, Rotwein und Weinbrand zufügen und die Suppe zum Schluss mit Zucker abschmecken.

Heidelbeer-Quarkspeise

Diese Quarkspeise kann nicht nur als leckeres Dessert, sondern auch an heißen Tagen als kleine Erfrischung zwischendurch genossen werden.

Für 4–6 Portionen

300 g frische Heidelbeeren
2 EL heller, flüssiger Honig
2 EL Zucker
¼ TL Zimt
500 g Quark
einige Blättchen Zitronenmelisse zum Garnieren

Die Heidelbeeren zusammen mit Honig, Zucker und Zimt unter ständigem Rühren kurz aufkochen und dann abkühlen lassen. Anschließend den Quark unterheben und das Dessert bis zum Servieren in den Kühlschrank stellen. Unmittelbar vor dem Servieren die Quarkspeise mit den Melisseblättchen garnieren.

Heidelbeer-Shake

Besonders an heißen Tagen wirkt ein zünftiger, gut gekühlter Heidelbeer-Shake sehr erfrischend und belebend.

Für 4 Gläser

100 g frische, gewaschene Heidelbeeren
100 g Joghurt
500 ml Milch
3 Päckchen Vanillezucker
150 g Zucker (nach Belieben)
Obstscheiben zum Garnieren

Alle Zutaten zusammen in eine Schüssel geben und mit einem Mixer gut verrühren. Anschließend den Shake in Gläser füllen und deren Ränder mit Obstscheiben, beispielsweise Kiwis, garnieren.

Honigersatz aus Fichtenspitzen

Aus jungen Fichtentrieben lässt sich ein Sirup zubereiten, der einen fast waldhonigartigen Geschmack aufweist.

300 g junge Fichtentriebspitzen
1 l Wasser
300 g Zucker
2 EL Zitronensaft
2 EL Pektin

Am Vortag die Fichtenspitzen in dem Wasser so lange kochen, bis die Nadelspitzen ihre Färbung verlieren. Das Ganze über Nacht abkühlen und ziehen lassen. Am nächsten Tag den Ansatz durch ein Leinen- oder Baumwolltuch filtern, das zum Schluss kräftig ausgewrungen werden sollte, um so

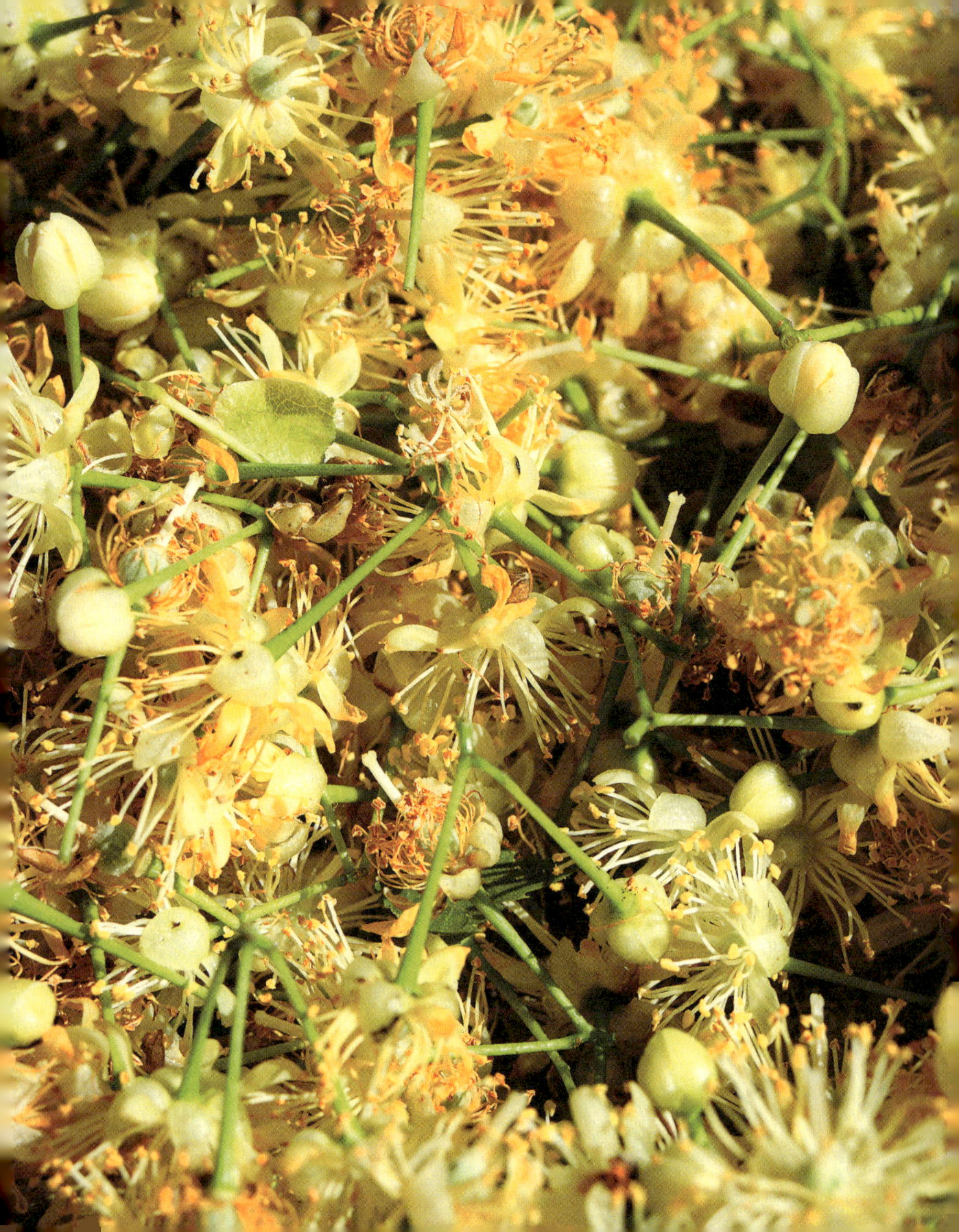

möglichst viele der Geschmacks- und Inhaltsstoffe zu gewinnen. Die aufgefangene Flüssigkeit zusammen mit dem Zucker, dem Zitronensaft und dem Pektin in einen Topf geben und unter ständigem Rühren zu Sirup einkochen. Diesen anschließend in Schraubgläser füllen und wie Honig verwenden.

Tipp: Beim Verwenden von Weißzucker erhält der Fichtensirup eine hellbraune Färbung. Wer lieber goldbraunen »Ersatzhonig« möchte, nimmt stattdessen dunklen Rohrzucker.

Lindenblütenlikör

Frische Lindenblüten eignen sich nicht nur sehr gut zur Zubereitung von Tee, sondern auch zum Ansetzen eines sehr wohlschmeckenden Likörs. Nach seiner Fertigstellung weist dieser Likör aufgrund des hohen Nektargehaltes der Lindenblüten eine fast sirupähnliche Konsistenz auf. Lindenblütenlikör regt den Appetit an. Deshalb ist es vor allem für »schlechte Esser« empfehlenswert, vor den Hauptmahlzeiten gelegentlich ein Gläschen davon zu trinken.

150 g Zucker
2–3 Handvoll frisch gepflückte Lindenblüten, gewaschen und trocken geschüttelt
500 ml 32–38 %iger klarer Schnaps (z. B. Doppelkorn oder Wodka)

Zuerst den Zucker und danach die Blüten in lockerer Schichtung in eine Flasche oder ein Schraubglas geben. Dann den Schnaps darübergießen. Flasche oder Glas verschließen und für 4–6 Wochen an einen relativ warmen

23 Ein Aperitif der besonderen Art: Likör aus frischen Lindenblüten.

Platz stellen. Während dieser Zeit die Flasche bzw. das Glas jede Woche einmal kräftig durchschütteln, damit sich der Zucker gut auflöst. Schließlich den Liköransatz durch ein Küchensieb gießen und die Flüssigkeit in einer Schüssel auffangen, in verschließbare Flaschen füllen und diese bei Zimmertemperatur oder im Kühlschrank aufbewahren.

Lindenblättersalat

Eine wenig bekannte Salat-Variation, mit deren feinem Geschmack man nicht nur die eigene Familie, sondern auch Gäste überraschen kann.

300 g frische junge Lindenblätter
100 g Schafskäse
2 kleine Küchenzwiebeln
4 EL Olivenöl
2 TL mittelscharfer Senf
1 Prise Zucker
Salz und Pfeffer

Die gewaschenen und gut abgetropften Lindenblätter eventuell noch etwas zerkleinern und zusammen mit dem in Würfel geschnittenen Schafskäse in eine Schüssel geben. Anschließend die Zwiebeln sehr klein hacken. Aus den Zwiebeln und den restlichen Zutaten ein Dressing zubereiten und dieses vorsichtig unter den Salat heben.

Weißdorn-Apfel-Marmelade

Eine nicht alltägliche Marmelade mit einer – Pampelmusen ähnlichen – zartbitteren Geschmacksnote, die nicht nur auf den sonntäglichen Frühstückstisch passt.

1 kg reife Weißdornbeeren
2 Vanilleschoten
200 ml Wasser
300 g weißer Zucker
5 g Zimt
2 mittelgroße, nicht zu süße Äpfel, geschält und klein geschnitten
1 Orange, geschält und klein geschnitten
1 TL Zitronensaft
250 ml Apfelsaft
1 kg Gelierzucker 3:1

Die Beeren waschen, die Vanilleschoten klein schneiden. Dann die Beeren, die Vanillestückchen und das Wasser zusammen in eine Schüssel geben und mindestens 12 Stunden ruhen lassen. Danach das Ganze zusammen mit dem Zucker, dem Zimt, den Äpfeln, der Orange und dem Zitronensaft in einen Topf geben und unter häufigem Rühren mindestens 15–20 Minuten kochen. Anschließend den Apfelsaft einrühren, den Ansatz vom Herd nehmen und durch die Passiermühle (Flotte Lotte) drehen. Den entstandenen Fruchtbrei zusammen mit dem Gelierzucker auf dem Herd einmal kurz aufkochen und noch 5 Minuten bei etwas kleinerer Hitze köcheln lassen. Danach die Marmelade in zuvor mit heißem Wasser ausgespülte Schraubgläser füllen und diese sofort mit einem Deckel verschließen.
Um zu testen, ob die Gläser luftdicht verschlossen sind, diese bis zum nächsten Tag auf den Kopf stellen. Bei Gläsern, die nicht vollständig dicht sind, läuft die Marmelade aus. In diesem Fall müssen Sie den Inhalt des Glases nicht entsorgen, aber Sie sollten ihn in den folgenden Tagen aufessen.

Weißdornlikör

Dieser sehr aromatische Likör schmeckt nicht nur an trüben Herbst- und kalten Wintertagen.

ca. 400 g reife Weißdornbeeren
10 Hagebutten
2 Stängel Melisse
200 g Zucker
1 l 32–38 %iger klarer Schnaps

Die Weißdornbeeren zusammen mit den Hagebutten waschen und gut abtropfen lassen. Nun die Früchte zusammen mit den Melissestängeln, dem Zucker sowie dem Schnaps in ein 2-l-Schraubglas füllen. Dieses für 6–8 Wochen an einen warmen Platz stellen (beispielsweise auf den Küchenschrank oder eine Fensterbank). Während dieser Zeit das Glas jede Woche einmal kräftig durchschütteln, damit sich der Zucker gut auflöst. Schließlich den Liköransatz durch ein Küchensieb gießen und die Flüssigkeit in einer Schüssel auffangen, in verschließbare Flaschen füllen und diese bei Zimmertemperatur oder im Kühlschrank aufbewahren.

Über den Autor

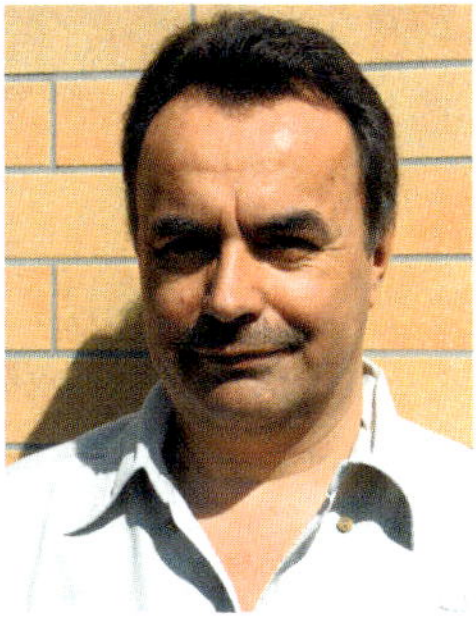

Foto: © Axel Gutjahr

Axel Gutjahr, Jahrgang 1959, lebt im ostthüringischen Stadtroda und begeistert sich schon seit frühester Kindheit für Pflanzen und Tiere. Sein bereits in der Schulzeit angeeignetes, umfangreiches biologisches Fachwissen konnte er sowohl während seiner zwei Studien (Tierzucht und Agrarökonomie) als auch bei seiner beruflichen Tätigkeit als Fachschullehrer für Tierzucht und Assistent an der Universität Jena, wo er sich mit Verhaltensforschung. Fischzucht und landwirtschaftlicher Wildtierhaltung beschäftigte, noch vertiefen.

Seit 20 Jahren arbeitet er im Thüringer Landesverwaltungsamt Weimar, davon 10 Jahre im Referat Naturschutz und weitere 10 Jahre im Referat Landwirtschaft.

Axel Gutjahr hat bisher 43 Sachbücher mit gärtnerischen, botanischen, aquaristischen, volksmedizinischen, zoologischen und landwirtschaftlichen Inhalten verfasst. Außerdem stammen aus seiner Feder über 2000 Beiträge, die er in den unterschiedlichsten Fachzeitschriften publiziert hat.

Bildnachweis

Bild 1 © Jan Bussan/Shutterstock.com, Bild 2 © Potapov Alexander/Shutterstock.com, Bild 3 © Axel Gutjahr, Bild 4 © Poznyakov/Shutterstock.com, Bild 5 © Axel Gutjahr, Bild 6 © Imageman/Shutterstock.com, Bild 7 © Axel Gutjahr, Bild 8 © Axel Gutjahr, Bild 9 ©Africa Studio/Shutterstock.com, Bild 10 © Picsfive/Shutterstock.com, Bild 11 © Axel Gutjahr, Bild 12 © Axel Gutjahr, Bild 13 © Axel Gutjahr, Bild 14 © Shebeko/Shutterstock.com, Bild 15 © Aivolie/Shutterstock.com, Bild 16 © Axel Gutjahr, Bild 17 © Tomo Jesenicnik/Shutterstock.com, Bild 18 © Axel Gutjahr, Bild 19 © Labusova Olga/Shutterstock.com, Bild 20 © Planner/Shutterstock.com, Bild 21 © dabjola/Shutterstock.com, Bild 22 © Africa Studio/Shutterstock.com, Bild 23 © Axel Gutjahr

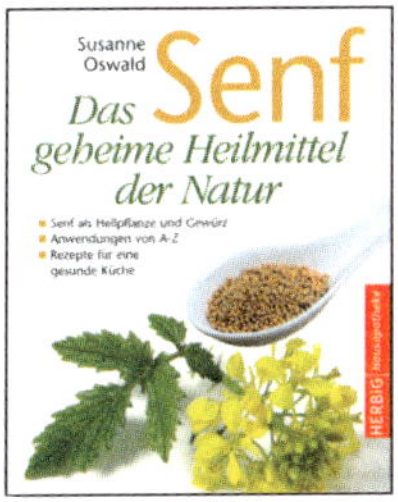

176 S., ISBN 978-3-7766-2623-0

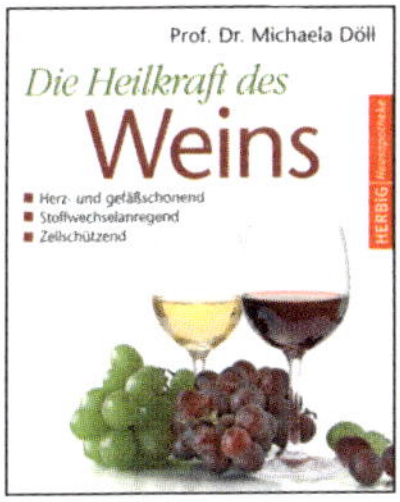

160 S., ISBN 978-3-7766-2732-9

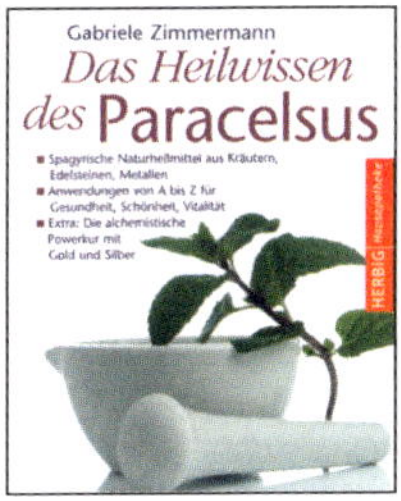

176 S., ISBN 978-3-7766-2603-2

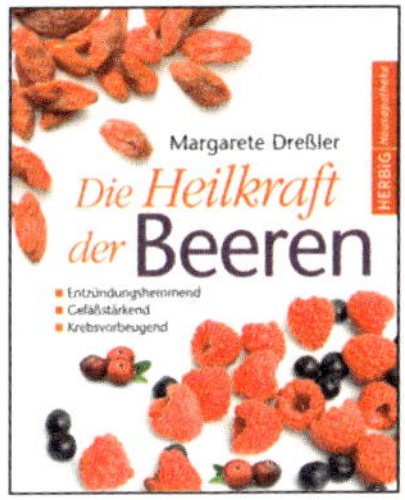

176 S., ISBN 978-3-7766-2675-9

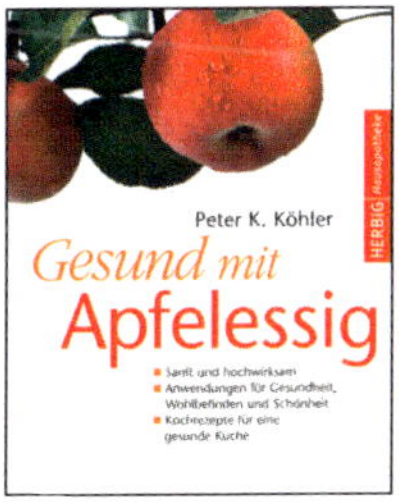

176 S., ISBN 978-3-7766-2638-4

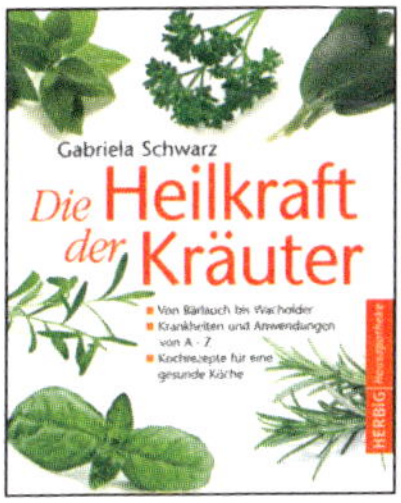

176 S., ISBN 978-3-7766-2637-7

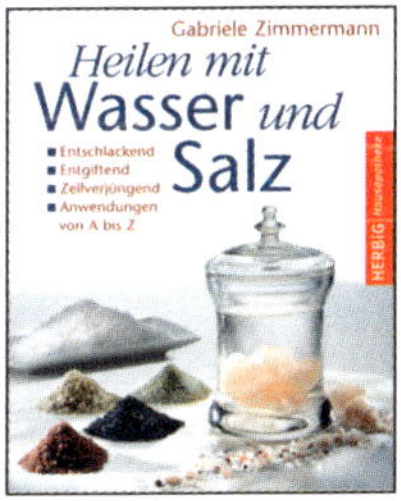

176 S., ISBN 978-3-7766-2570-7

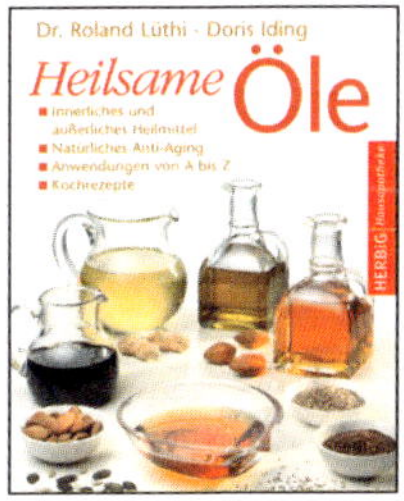

176 S., ISBN 978-3-7766-2585-1

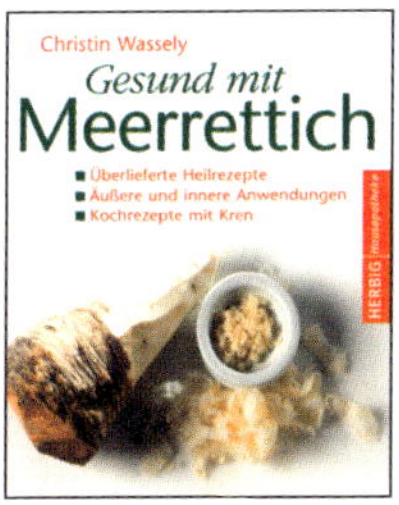

176 S., ISBN 978-3-7766-2547-9

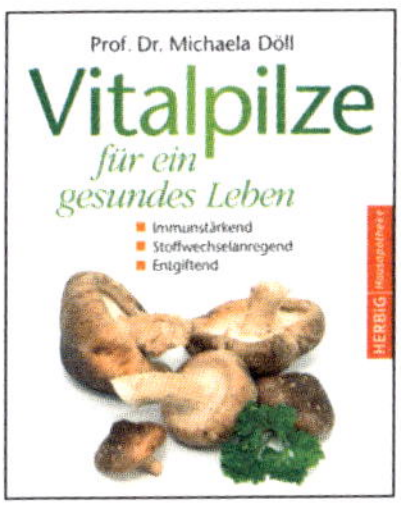

176 S., ISBN 978-3-7766-2690-2

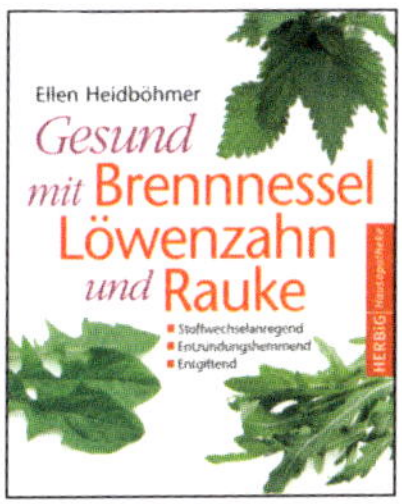

176 S., ISBN 978-3-7766-2664-3

HERBiG Hausapotheke

Kompetente Hilfe aus der sanften Medizin

Informationen zu allen Herbig Hausapotheke-Ratgebern unter www.herbig-verlag.de